COURS DE PHARMACIE

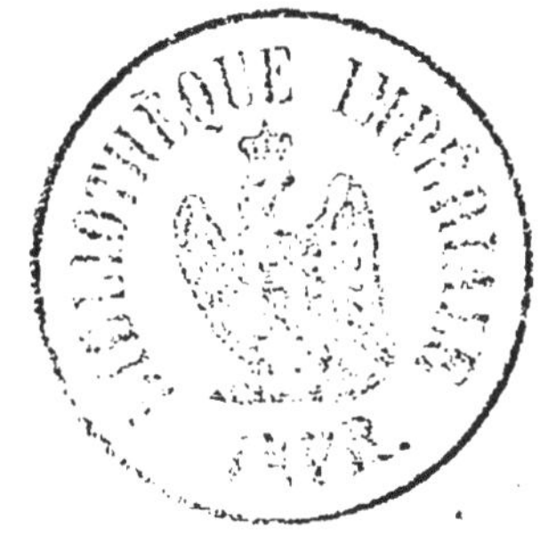

Librairie **F. SAVY**, rue Hautefeuille, **24**,
à Paris

OUVRAGES DE C. LADREY

L'Art de faire le Vin, 1 vol. in-12, 2e édition ; 1865.

La Bourgogne, revue œnologique, 3 vol. grand in-8º ; 1859, 1860, 1861.

La Revue viticole (suite de *La Bourgogne*), 3 vol. grand in-8º ; 1862, 1863, 1864.

Les Etablissements industriels et l'Hygiène publique, 1 vol. in-8º ; 1867.

Etude sur le Phosphore ; brochure grand in-8º ; 1868.

Sous presse : **Chimie et Histoire naturelle appliquées à la Viticulture et à l'Œnologie**, 2e édition.

DIJON, IMP. J.-E. RABUTÔT.

PROGRAMME

D'UN

COURS DE PHARMACIE

PAR

C. LADREY

Professeur à la Faculté des Sciences et à l'Ecole préparatoire
de Médecine et de Pharmacie de Dijon

PARIS

F. SAVY, LIBRAIRE-EDITEUR
RUE HAUTEFEUILLE, 24

Octobre 1868

INTRODUCTION

Le Cours dont je publie aujourd'hui le plan et le programme sera précédé de considérations historiques sur le rôle de la pharmacie aux diverses époques de la science. Cette étude présente un grand intérêt, et pour en faire saisir toute l'importance, il suffit de rappeler que l'art de préparer des médicaments doit être aussi ancien que le monde ; il a été un des premiers besoins de l'homme vivant en société.

Formée dans l'origine d'un simple recueil de recettes dues le plus souvent au hasard, d'un ensemble de pratiques empiriques mal définies, et dont le côté sérieux était souvent masqué par des manipulations compliquées et tout au moins inutiles, la pharmacie est devenue le point de départ de l'alchimie d'abord, et plus tard de la chimie moderne.

Les sciences plus exactes et plus positives que la méthode expérimentale a développées et perfectionnées rendent maintenant à la pharmacie de grands services, et celle-ci vient leur demander tantôt des médicaments nouveaux, tantôt les moyens d'isoler les principes actifs des médicaments anciens, d'autres fois des procédés pour doser ces mêmes principes et pour assurer ou pour accroître leurs effets thérapeutiques.

Cette étude, je me contente d'en indiquer les bases, car il me suffit ici d'expliquer pourquoi j'ai cru devoir faire précéder la publication d'un Cours de Pharmacie par celle d'un programme succinct donnant seulement, pour ainsi dire, les titres des différents chapitres.

Depuis longtemps j'ai pu reconnaître deux points dont on trouve malheureusement trop souvent dans la pratique les conséquences fâcheuses.

Les élèves en médecine négligent pour la plupart les études chimiques et pharmaceutiques, et cependant il n'est guère possible de contester la nécessité pour eux d'avoir sur les matières qui se rattachent à la pharmacie des données très sérieuses.

Les pharmaciens cèdent de plus en plus à la tentation d'abréger leur travail, et ils ne négligent aucune occasion d'acheter tout faits des médicaments qu'autrefois on préparait dans toutes les pharmacies. D'autres se contentent du rôle d'intermédiaires, et confient à des confrères plus habiles ou plus intéressés le soin de leur approvisionnement; chez eux le laboratoire a complètement disparu.

Certainement il existe aujourd'hui des produits qu'il est préférable de demander à ceux qui les fabriquent en grand et dans des conditions avantageuses, mais il est indispensable que le pharmacien puisse en reconnaître la nature, en vérifier la pureté, en essayer le titre et en constater la richesse.

Le seul moyen de remédier à un état de choses qui serait également désavantageux à la pharmacie et à la médecine, et dont toute la société pourrait avoir à souffrir, c'est de maintenir à un niveau élevé les études pharmaceutiques, et c'est pour atteindre ce but que ce Cours de Pharmacie sera publié. Je me contente d'en faire connaître dès maintenant le programme, laissant à l'enseignement le soin de sanctionner la méthode à laquelle je me suis arrêté. Cette publication sera utile aux élèves, et en même temps aux pharmaciens et aux médecins; elle servira de guide aux premiers pour une branche importante de leur instruction; elle donnera aux autres la mesure des connaissances qu'ils doivent posséder, sous peine de rester au-dessous de la mission qu'ils ont à remplir.

Je prendrai pour guide les préceptes admis par les rédacteurs du nouveau Codex; si ce livre doit être le Code des Pharmaciens, il doit servir de base à l'enseignement des élèves.

La soumission à la loi n'exclut pas l'étude, la critique et le progrès; elle est, au contraire, le plus sûr garant d'une science sérieuse et d'un progrès véritable.

Le médecin ne pourra compter sur les effets de ses prescriptions que si le pharmacien a suivi dans la préparation des médicaments des règles bien définies, dont il trouve l'énoncé dans le Codex, et que son instruction le met en état d'appliquer lui-même d'une manière certaine; on ne saurait donc trop insister pour engager les Pharmaciens à s'y conformer, c'est le seul moyen qu'ils aient de mettre à couvert leur responsabilité et de sauvegarder l'honneur de leur profession.

C. LADREY.

Lantenay (Côte-d'Or), 4 octobre 1868.

COURS DE PHARMACIE

PROGRAMME

CONSIDÉRATIONS GÉNÉRALES. — DIVISION DES SCIENCES NATURELLES. — OBJET DE LA PHARMACIE.

Le mot Pharmacie dérive du mot grec Φάρμακον, qui veut dire drogue, remède, poison.

On lui donne de nos jours deux sens bien différents. Tantôt il signifie le lieu où l'on prépare et vend des médicaments ; tantôt on l'emploie pour désigner la science qui nous initie aux propriétés de ces médicaments et nous apprend à les préparer, à les conserver ou à les recueillir.

C'est avec cette dernière signification que nous aurons le plus souvent à l'employer ici, et la première chose que nous devons faire, c'est de bien définir en quoi consiste cette science spéciale, quelles sont ses limites, ses attributions et ses liaisons avec les autres branches des connaissances humaines.

L'art de guérir comprend deux branches, la médecine et la pharmacie, auxquelles correspondent deux professions distinctes, celle du médecin et celle du pharmacien. Au point de vue de l'usage des médicaments, le premier les prescrit, le second les prépare, et on comprend sans peine que tous deux soient également intéressés à bien connaître la nature, les caractères et les propriétés de ces médicaments.

Nous ajouterons même, et nous n'avons pas besoin d'insister sur ce point, que certaines notions simples et élémentaires sur l'action des médicaments les plus usuels devraient faire partie de toute instruction sérieuse. Combien de fois, dans l'économie domestique, dans les actes ordinaires de la vie, n'avons-nous pas occasion de constater l'utilité de ces connaissances et d'en faire l'application! Un cours élémentaire de pharmacie peut donc être utile à tout le monde, et les avantages de cette étude seront surtout compris par ceux qui sont dejà familiarisés avec les sujets auxquels elle se rattache.

Ainsi, en dehors des médecins et des pharmaciens, beaucoup de personnes trouveraient dans cette étude des renseignements dont la connaissance leur serait très avantageuse.

Le domaine des sciences naturelles embrasse l'histoire de tous les corps qui peuvent tomber sous nos sens; il se divise en trois parties, à chacune desquelles correspond une science spéciale :

La Géologie,
La Botanique,
et La Zoologie.

Chacune de ces parties a pour objet l'étude d'une classe particulière d'êtres, et c'est l'ensemble et la réunion de tous ces êtres qui constitue la portion du globe terrestre accessible à nos investigations.

La géologie, science du règne minéral, comprend l'histoire des êtres inanimés; elle nous fait connaître leur nature, leurs propriétés, leur distribution à la surface du globe, leur mode de formation et les modifications qu'ils ont successivement éprouvées au travers des siècles.

L'étude des êtres animés appartient aux deux autres sciences, dont l'une s'occupe des végétaux, l'autre des animaux; la botanique est la science du règne végétal, la zoologie celle du règne animal.

Les êtres qui composent chacun des trois règnes ont pour principes constituants les éléments matériels, et dans le mouvement incessant qui caractérise la vie terrestre et qui se manifeste dans toutes les parties du globe sous des formes variées, nous constatons un échange perpétuel de ces éléments matériels entre les trois règnes.

Or, pour bien comprendre la nature et les propriétés d'une roche, son origine, le rôle qu'elle joue dans la constitution du globe, les modifications qui lui permettent de servir à la nutrition des plantes ; pour pouvoir reconnaître et étudier les phénomènes qui s'accomplissent au sein des végétaux et des animaux pendant les différentes phases de leur développement ; pour être en état de saisir la liaison qui unit le minéral à la plante, celle-ci à l'animal ; enfin, pour apprécier les résultats de la destruction de cet animal, de cette plante au point de vue du retour de leurs éléments à la nature minérale, il faut avoir approfondi avec soin et connaître bien exactement les propriétés, les caractères et la nature des corps qui, à l'état de corps simples ou sous forme de composés, prennent part à tous ces changements.

Cette étude des corps matériels, pour être complète, doit être faite dans trois conditions différentes, et chacun des trois aspects de cette étude constitue un ordre spécial d'observations qui nous conduit à trois sciences distinctes, dont le principe de division n'est pas le même que celui qui nous a fourni la division des trois règnes.

Les trois sciences que nous arrivons à établir et à distinguer dans cette nouvelle voie sont :

La Physique,
La Chimie,
et La Physiologie.

La première étudie dans les corps les propriétés qui se manifestent sans qu'il en résulte un changement dans leur nature intime, dans leur constitution moléculaire. Souvent une modification purement physique semble produire dans un corps une transformation complète et radicale, la disparition même du corps, dans le cas de la vaporisation par exemple, mais il y a là seulement un changement d'état, et dès que l'on fait cesser la cause qui l'a produit dans un corps, ce corps revient à son état premier avec tous ses caractères. Ces actions physiques peuvent se manifester à distance : les phénomènes de la chaleur, de l'électricité, du magnétisme nous en donnent la preuve.

Supposons, au contraire, que l'on étudie dans les corps cet autre ordre de phénomènes qui se produisent seulement au contact de ces corps et qui amènent dans leur nature et leurs propriétés un changement toujours profond et surtout une modification permanente, survivant à la cause qui la détermine, l'ensemble de tous ces phénomènes constituera la chimie.

Enfin, au lieu de considérer les corps isolément, envisageons-les dans leurs rapports avec les autres corps qui, conjointement avec eux, constituent un organe, un être spécial, étudions les phénomènes qui s'accomplissent dans ces organes, les fonctions qui en résultent et qui caractérisent la vie de chaque individu, nous aurons fait l'étude physiologique de la matière, sanction et complément des deux premières dans la grande étude des lois et des phénomènes de la nature.

Comme couronnement et but final de tout cet ensemble de connaissances, nous placerons la science et l'étude de l'homme.

Si nous nous bornons seulement à la partie matérielle de notre être, cette étude ne saurait être séparée de celle du règne animal ; elle y rentre tout entière, et l'observation nous montre que la matière qui forme nos organes n'obéit pas à des lois différentes de celles qui la régissent quand elle fait partie intégrante du plus humble des animaux.

Nous posséderons donc, par l'étude de ces diverses sciences, tous les éléments nécessaires pour établir la statique physique, chimique et physiologique de l'espèce humaine, et le médecin pourra, en partant de ces données, constater et étudier les phénomènes pathologiques qui constituent les maladies, en même temps qu'il recherchera les moyens de les faire disparaître en provoquant ou en favorisant le retour à l'exercice normal des fonctions vitales.

Telles sont les bases des grandes divisions des sciences naturelles ; l'objet de ces sciences est l'histoire de la matière qui constitue notre globe. Cette histoire, nous la déduisons de l'observation des propriétés que cette matière nous présente et des transformations qu'elle éprouve sous l'influence du mouvement, caractère le plus général et le plus constant de la vie sous toutes ses formes.

En résumé, la physique, la chimie et la physiologie nous font connaître les propriétés diverses de tous les corps matériels.

La géologie, la botanique et la zoologie nous apprennent comment sont formés et constitués les êtres qui appartiennent aux trois règnes naturels, en même temps qu'elles nous donnent l'intelligence des fonctions dont l'ensemble concourt à l'exercice de la vie dans tous ces êtres.

—————

Recherchons maintenant quels sont, dans ce cadre, le rôle et la place de la pharmacie.

La pharmacie, avons-nous dit, a pour objet de nous apprendre à connaître et à préparer les médicaments.

Or, on donne le nom de médicament à toute substance introduite dans nos organes ou déposée à la surface du corps, en vue de remédier à un état de maladie.

On sait, d'un autre côté, que presque tous les corps peuvent, dans une circonstance donnée, exercer une certaine action sur l'économie humaine; ils pourraient donc jouer le rôle de médicaments, et cette simple réflexion suffit pour prouver combien doivent être nombreuses les substances pouvant elles-mêmes servir de médicaments ou entrer dans leur composition.

Un grand nombre de corps sont employés comme médicaments dans l'état où on les rencontre dans la nature, et l'observation nous montre que ces corps appartiennent aux trois règnes. On les appelle médicaments simples, lorsqu'ils sont ainsi formés par des produits naturels n'ayant subi aucune préparation capable de les altérer.

La récolte et le choix de ces produits, ou tout au moins leur vérification et leur conservation, sont confiés au pharmacien. La connaissance de leur nature, de leurs caractères, de leurs propriétés doit donc lui être familière, et l'étude qu'il en fera devra être d'autant plus complète que les matières sont plus importantes et plus fréquemment employées.

Par opposition aux médicaments simples, nous avons les médicaments composés. Ceux-ci comprennent toutes les préparations médicamenteuses obtenues soit par le mélange, soit par la combinaison de plusieurs médicaments simples, ou bien résultant d'une réaction quelconque ayant changé la composition et les propriétés d'un produit naturel.

Les unes sont préparées d'avance, d'après des formules bien connues ; leur composition est parfaitement déterminée, et partout, sous le même nom, elles doivent être identiques : ce sont les médicaments officinaux. Les autres résultent de l'exécution d'une formule prescrite, dans un cas donné, par ordonnance du médecin : ce sont les médicaments magistraux.

De même qu'il soigne et conserve les médicaments simples, le pharmacien doit préparer les médicaments composés ; il doit les vérifier et s'assurer de leur bonne qualité s'il n'a pu les préparer lui-même.

Pour que le pharmacien puisse satisfaire à toutes les exigences relativement à ces différents ordres de médicaments, il est indispensable qu'il connaisse les propriétés des substances qui entrent dans leur composition, l'action qu'elles peuvent exercer les unes sur les autres, et les conséquences de ces réactions au point de vue de l'influence de ces substances sur l'économie.

Il est presque inutile d'ajouter que toutes ces connaissances sont aussi nécessaires au médecin qu'au pharmacien; sans cette condition, il serait impossible au premier de rédiger dans chaque cas particulier des formules rationnelles.

De toutes ces considérations il résulte que l'instruction du pharmacien doit être aussi variée qu'approfondie.

Le pharmacien doit bien connaître les substances qui forment les médicaments simples. Ces substances étant empruntées aux trois règnes, les notions générales de géologie, de botanique et de zoologie ne doivent pas lui être étrangères.

Le pharmacien est chargé de la préparation des médicaments composés ; il est donc indispensable qu'il soit familier avec les propriétés diverses de ces mêmes substances, et par conséquent la physique, la chimie et la physiologie, sciences qui comprennent l'étude de ces propriétés, lui sont également nécessaires.

La pharmacie, telle que nous l'avons définie, ne constitue donc pas une science spéciale : c'est plutôt un art professionnel qui emprunte à des sciences très diverses les éléments nécessaires à l'instruction de ceux qui l'exercent.

Aucune branche des sciences naturelles ne doit être étrangère au pharmacien ; autrement, il deviendrait tout à fait indigne de la confiance que lui accorde la société, et bientôt il serait réduit à n'être plus qu'un marchand de médicaments qu'il ne pourrait ni préparer ni vérifier.

———

1.

Les cours et les traités spéciaux de physique, de chimie, de physiologie, d'histoire naturelle suffisent bien certainement pour donner au pharmacien toutes les notions théoriques dont il a besoin. Mais son instruction pratique et son éducation professionnelle seraient incomplètes s'il ne joignait à ces études générales l'étude approfondie de quelques parties de ces mêmes sciences appliquées plus particulièrement à l'art de connaître et de préparer les médicaments, objet spécial de la pharmacie.

Nous allons voir maintenant comment l'enseignement universitaire a pourvu à cette exigence, et ces nouvelles considérations nous serviront à éclairer complètement la voie que nous devrons suivre.

Choisissons dans les corps naturels, substances minérales, plantes et animaux, tous ceux qui peuvent être appliqués à la guérison des maladies, qui sont employés comme médicaments, ou qui servent à en préparer ; étudions l'état naturel, la forme de ces corps, leurs propriétés physiques, leurs caractères chimiques, leur composition ; apprenons à les reconnaître et lorsqu'ils sont entiers et lorsque nous les avons sous forme de fragments ; dans cette étude, ayons toujours plus spécialement en vue les propriétés qui assurent les qualités de ces corps comme médicaments :

L'histoire de tous ces corps, ainsi comprise, constituera la Matière médicale.

Supposons maintenant qu'à l'histoire particulière de chaque corps nous ajoutions l'étude de son action sur l'économie, de son influence sur l'exercice des fonc-

tions, de son mode d'administration et des doses auxquelles cette administration doit être faite; complétons
ces observations physiologiques par l'examen des maladies que ce corps peut modifier et par l'indication
des circonstances dans lesquelles on devra recourir à
son action, nous aurons fait la Thérapeutique de ce
corps, et dès lors son histoire sera complète au point
de vue médical.

Lorsque l'on étudie ainsi les médicaments, on arrive
bien vîte à se faire une notion exacte de ce que l'on
doit appeler un poison, et on reconnaît sans peine que
la définition des poisons ordinairement admise est
bien vague et bien peu rationnelle.

Tout médicament peut devenir un poison, tout poison est un médicament.

L'étude physique et chimique des poisons rentre
donc dans la matière médicale; mais l'étude physiologique de ces substances, envisagées au point de vue de
leur action sur l'économie, peut constituer une division
spéciale, c'est la Toxicologie.

La toxicologie ne nous paraît donc pas devoir être
considérée comme ayant pour but l'étude des poisons;
son véritable objet, c'est l'étude de l'empoisonnement.

Son domaine comprend l'étude des symptômes et de
la marche de l'empoisonnement, l'examen des lésions
qui en sont la conséquence; et si elle complète l'histoire du poison, c'est en faisant connaître les moyens
d'arriver à le reconnaître et à le retrouver dans les
organes après la mort.

Rendons ces divisions plus sensibles par un exem-

ple, et choisissons un corps simple bien connu, le mercure. L'étude de ses propriétés chimiques et physiques,
celle de ses composés, l'indication des différentes préparations médicamenteuses dont il fait partie rentrent
dans la matière médicale ; l'action physiologique de ce
corps, son influence dans certaines maladies, l'étude
des conditions dans lesquelles il doit être employé appartiennent à la thérapeutique ; l'histoire des accidents
que son administration peut amener, des symptômes
qui les accompagnent et des lésions qui en résultent
seront, au contraire, du domaine de la toxicologie.

On voit, dès lors, combien ces trois parties d'un
même sujet ont de points communs, et combien il est
difficile de traiter l'une sans aborder plus ou moins ce
qui constitue l'objet des deux autres.

Jusqu'ici nous nous sommes borné à parler des médicaments, de leurs propriétés et de leur action physiologique soit médicale, soit toxique.

Nous en avons déduit trois sciences pratiques, la
Matière médicale, la Thérapeutique et la Toxicologie,
qui embrassent l'histoire complète des médicaments.

Il nous reste à signaler, dans cette étude, un autre
point de vue qui n'est pas le moins délicat ni le moins
important, c'est celui qui est relatif à la préparation de
ces médicaments.

Cette quatrième branche de science pratique constituera pour nous la pharmacie proprement dite ou la
Pharmacologie, et il nous sera facile de la définir en
disant qu'elle a pour objet l'appropriation à l'usage
médical des médicaments simples, la préparation des

médicaments composés, et la conservation de ces deux ordres de produits.

Ainsi, l'application des connaissances scientifiques nécessaires pour arriver à l'intelligence complète des médicaments et de leur action nous conduit à reconnaître dans cette étude quatre points de vue différents, qui correspondent à quatre sciences pratiques tout-à-fait distinctes.

En commençant ces observations, nous avons dit que la pharmacie était la science qui nous initiait aux propriétés des médicaments et nous apprenait à les préparer, à les conserver ou à les recueillir.

Nous les résumerons en ajoutant qu'elle se divise en quatre branches : la Matière médicale, la Thérapeutique, la Toxicologie et la Pharmacologie.

Une question se présente naturellement ici, et nous ne voulons pas la passer sous silence, car elle est de la plus haute importance.

L'étude complète des médicaments comprend les quatre parties que nous venons d'indiquer.

Or, l'emploi d'un médicament exige ordinairement le concours de deux personnes, le médecin qui prescrit l'ordonnance et le pharmacien qui l'exécute.

Doit-on conclure de cette participation que les quatre branches de l'art pharmaceutique sont également nécessaires pour les deux professions ? Evidemment non.

Nous admettons que le médecin et le pharmacien doivent tous les deux connaître la matière médicale, la thérapeutique, la toxicologie et la pharmacologie ; mais il n'est pas nécessaire qu'ils possèdent ces connaissances au même degré.

La thérapeutique et l'étude des symptômes dans la toxicologie forment surtout la part du médecin ; la pharmacologie et la recherche des poisons après un empoisonnement constituent celle du pharmacien.

Quant à la matière médicale, elle doit être également familière au médecin et au pharmacien.

Enfin, chacun de ces praticiens doit avoir des notions très sérieuses sur les parties qui sont plus spécialement dans les attributions de l'autre.

———

Un cours complet de pharmacie, un traité général de cette science envisagée au point de vue pratique et professionnel doit donc comprendre l'histoire et les propriétés des médicaments simples et composés, leur action physiologique, leur préparation.

Si à ce cadre nous enlevons les programmes spéciaux de la matière médicale, de la thérapeutique et de la toxicologie, il nous restera la pharmacologie.

Notre programme, ainsi restreint, comprendra donc : pour les médicaments simples, leur récolte, leur appropriation, leur conservation et l'examen de leurs caractères ; pour les médicaments composés, leur préparation, leur vérification, leur composition et aussi leur conservation.

L'histoire des médicaments sera complétée par l'étude des altérations qu'ils peuvent éprouver et des moyens propres à les prévenir, ainsi que par celle des falsifications qu'on leur fait subir et des moyens de les reconnaître.

Pour remplir ce programme, nous aurons à faire de fréquentes excursions dans le domaine de la matière médicale et dans celui de la thérapeutique ; seulement les notions relatives à ces deux points de vue spéciaux devront n'être qu'accessoires et laisser place au développement complet de la partie purement pharmaceutique.

Dans la préparation des médicaments et dans les différentes manipulations que nécessite leur appropriation à l'usage médical ou leur conservation, il y a un certain nombre d'opérations auxquelles on a souvent recours, et qui présentent dans leurs effets un grand caractère de généralité, quelles que soient les substances auxquelles elles s'appliquent.

L'étude de ces opérations peut donc être faite en dehors de toute espèce particulière de médicaments ; elle formera ainsi une première division que nous intitulerons : Les Opérations pharmaceutiques.

Nous définirons tout aussi facilément une seconde division dont l'étude suivra celle de la première, et que nous appellerons : Les Formes pharmaceutiques.

Cette expression fait connaître suffisamment l'objet de cette seconde division qui complète la première. Ainsi, la pulvérisation est une opération, l'état pulvérulent, l'état de poudre constitue une forme ; la distillation est une opération, les eaux distillées constituent une forme pharmaceutique ; les pilules, les sparadraps,

les cataplasmes sont également des formes pharmaceutiques.

Une troisième division comprendra les Produits pharmaceutiques ou les Médicaments, et pour en rendre
l'étude plus facile, nous chercherons à les classer d'une
manière rationnelle et méthodique.

Comme base de la classification des médicaments,
nous admettrons leur distinction en médicaments simples et médicaments composés.

Les premiers s'emploient tels que nous les trouvons
dans la nature; leur préparation, lorsqu'il y a quelque
manipulation nécessaire pour les approprier, n'altère
ni leur nature, ni leur composition. Les renseignements relatifs à leur appropriation sont très simples;
ils se bornent à des généralités sur la récolte, l'examen, le nettoyage et la conservation.

Quant à l'histoire naturelle de ces produits, elle
rentre tout entière dans la matière médicale, et à part
les faits que nous aurons à rapporter pour la constata-
tion de leurs caractères ou pour l'intelligence des opérations, nous ne pourrions nous y arrêter sans sortir
du cadre que nous nous sommes tracé.

Il n'en est pas de même des médicaments composés;
ici, nous aurons non seulement à faire une étude générale, mais nous aurons à entrer dans des détails qui
ne peuvent trouver leur place dans aucune des autres
parties de leur histoire.

Le point le plus important pour faciliter l'étude des
médicaments composés est leur classification, et nous

avons dû rechercher avec soin quelle devait être la base de cette classification.

Il importe de bien reconnaître que nous n'avons pas ici à établir une classification d'êtres toujours bien définis au point de vue de leur nature et de leur composition. Les principes scientifiques d'une classification vraiment naturelle ne nous paraissent guère pouvoir être appliqués dans ce cas particulier.

Nous avons à tenir compte de conditions pratiques et d'exigences professionnelles auxquelles s'accommodent bien mieux les règles d'une classification artificielle. Cependant, si nous préférons suivre un tel système de classification, nous avons cherché à le rapprocher le plus possible d'une classification naturelle.

A côté de la classification, dans toutes les sciences théoriques ou pratiques, vient prendre place la nomenclature.

En pharmacie, ce point de vue spécial est tout à fait en retard, et si on excepte quelques tentatives sérieuses qui n'ont réussi que très partiellement, il ne paraît pas qu'on s'en soit bien préoccupé jusqu'ici.

On est assez disposé aujourd'hui à écarter de plus en plus les vieilles dénominations et les expressions surannées, et à les remplacer par des noms plus scientifiques. Mais on emploie encore beaucoup de noms pour la conservation desquels on n'a aucun motif plausible à faire valoir, et qui contribuent souvent à entretenir des notions fausses ou inexactes sur la nature ou les caractères d'un médicament.

Nous croyons cependant qu'il ne faut pas proscrire

les termes usuels, les noms simples et sans prétention qu'un long usage a consacrés dans la pratique, et qui, même dans les sciences plus exactes, sont employés concurremment avec les termes d'un langage plus scientifique.

L'usage de ces noms doit présenter un grand avantage dans une science pratique où les moindres erreurs peuvent avoir les conséquences les plus graves, et où souvent l'on doit s'adresser à des personnes plus ou moins étrangères aux règles du langage scientifique.

De plus, l'expression scientifique par laquelle on désigne un objet peut varier d'après les théories admises et suivant les progrès de la science, tandis qu'un art professionnel éminemment pratique se prête difficilement à ces changements, dont le moindre défaut serait d'établir de la multiplicité et de la confusion dans les termes.

Nous en citerons un exemple emprunté à deux composés mercuriels, dont l'importance est très grande à cause de leurs propriétés et de la fréquence de leur emploi.

Ces composés sont les deux chlorures de mercure.

Leur dénomination, d'après la nomenclature chimique, est basée sur leur composition : pour la même quantité de mercure, l'un contient deux fois plus de chlore que l'autre. Celui qui contient la moindre proportion de chlore est ordinairement appelé le protochlorure de mercure; l'autre est le bichlorure de mercure.

L'usage a conservé pour ces deux produits leurs anciens noms ; le premier est le calomel, le second est le sublimé corrosif, et ces deux dénominations doivent être préférées dans les prescriptions pharmaceutiques.

En effet, l'un de ces corps, le sublimé corrosif, est un corps excessivement dangereux ; à dose même assez faible, c'est un poison violent. L'autre, au contraire, le calomel, est un purgatif très inoffensif à dose même assez considérable.

Or, quelques auteurs, s'appuyant sur les formules qui représentent la composition de ces deux chlorures, ont appelé protochlorure le bichlorure, dont la formule est $Hg\,Cl$; pour eux le protochlorure est un sous-chlorure $Hg^2\,Cl$. Dès lors on comprend sans peine que ces différentes dénominations pourraient amener des confusions regrettables, tandis que dans la pratique pharmaceutique l'emploi des noms bien connus de calomel et de sublimé corrosif ne saurait donner lieu à aucun équivoque.

Nous baserons la classification des médicaments composés sur leur mode de préparation. Ce système nous permettra de comprendre tous les médicaments connus dans un petit nombre de groupes qui peuvent être à leur tour subdivisés, et chacune de ces subdivisions formera un chapitre contenant des médicaments ayant entre eux une grande ressemblance au point de vue de leur composition générale.

Quant à la nomenclature, nous nous servirons presque toujours des noms usuels pour désigner les groupes de médicaments , et nous serons très sobres d'innovations. L'emploi de ces dénominations aura des inconvénients qu'il nous sera impossible d'éviter dans cet exposé succinct, mais qu'il sera facile de faire disparaître dans l'étude détaillée des produits pharmaceutiques.

En résumé, nous admettrons dans ce cours trois grandes divisions :

1° Les opérations pharmaceutiques ;

2° Les formes pharmaceutiques ;

3° Les produits pharmaceutiques ou les médicaments.

PREMIÈRE PARTIE

LES OPÉRATIONS PHARMACEUTIQUES

Les opérations auxquelles le pharmacien a recours dans la préparation des médicaments sont également pratiquées dans d'autres circonstances, et elles sont soumises à des lois générales que la physique, la chimie et la physiologie nous enseignent. Mais dans les applications pharmaceutiques, nous aurons à insister sur certains caractères particuliers dépendant de l'objet spécial que l'on se propose ; nous aurons surtout à définir et à régler chaque opération, de telle sorte que les résultats obtenus par les différents expérimentateurs soient constamment identiques.

Nous diviserons les opérations pharmaceutiques en cinq groupes.

Dans le premier, nous placerons celles qui sont

uniquement fondées sur l'emploi de procédés purement mécaniques ; elles modifient la forme, l'aspect de la substance sans changer ni son état, ni sa nature.

A ce groupe appartiennent les opérations qui servent au nettoyage des corps, tels que le triage, l'émondation, la décortication, le criblage, le vannage. Nous devons y placer également celles qui permettent de les diviser et de les réduire en parties de plus en plus ténues, telles que la section, la concassation, la pulvérisation, la porphyrisation.

Nous formerons le second groupe en réunissant toutes les opérations dans lesquelles les corps sont soumis à l'action d'un dissolvant, et nous y comprendrons la dissolution, l'infusion, la macération, la lixiviation, la digestion, la décoction.

Le troisième groupe comprendra les opérations ayant pour base l'action de la chaleur. Nous aurons ici à distinguer deux cas : ou la chaleur modifie seulement l'état de la substance sur laquelle on opère, ou elle altère plus ou moins profondément sa nature et sa composition, qu'elle agisse seule ou bien avec le concours de l'air.

Au premier cas appartiennent la fusion, la volatilisation ou vaporisation, et les opérations inverses, la solidification et la liquéfaction. L'étude complète de la vaporisation devra nécessairement comprendre l'évaporation, la fumigation, l'ébullition, la distillation et la sublimation.

Si au contraire l'action de la chaleur modifie la nature de la substance avec ou sans l'intervention de l'air, elle donne lieu aux opérations suivantes : la torréfaction, la calcination, le grillage, l'incinération.

Le quatrième groupe d'opérations renfermera toutes celles qui sont basées sur des réactions chimiques, telles que les attaques soit par la voie sèche, soit par la voie humide.

Nous ajouterons à ce groupe les opérations nécessaires pour compléter les actions chimiques ou en tirer parti, et qui ne rentrent pas dans les groupes précédents. Nous citerons seulement les opérations les plus fréquemment pratiquées et les plus générales, telles que la précipitation, la clarification.

On comprend, du reste, que plusieurs des opérations fondées sur l'emploi de la chaleur rentreraient dans ce groupe. Cependant nous les en séparons, tout en les plaçant plus près des opérations chimiques, parce que nous avons par ce moyen une gradation bien nette dans la nature des opérations et dans les résultats obtenus.

Enfin, le cinquième groupe contient les opérations fondées sur une action vitale ou physiologique, ou du moins dans lesquelles la modification des substances employées est sous la dépendance d'un phénomène physiologique. Dans ce groupe rentrent les fermentations.

Les deux premiers groupes et la première partie du troisième comprennent des opérations purement physiques.

La seconde partie du troisième groupe et le quatrième comprennent les opérations chimiques.

Au cinquième groupe se rattachent toutes les opérations ayant pour base une action physiologique.

Cette classification des opérations pharmaceutiques les comprend toutes, et elle nous permet de les étudier dans des conditions telles que nous procédons naturellement du simple au composé.

Ainsi, nous passerons successivement en revue la séparation, la division mécanique, la dissolution, les changements d'état, la décomposition par la chaleur avec ou sans l'intervention de l'air, les réactions chimiques produites par l'action réciproque des corps, et enfin l'action physiologique.

Dans cette étude, nous aurons à examiner le but de chaque opération, la marche à suivre pour la pratiquer, la théorie qui en explique les résultats, et les instruments que la pratique nécessite.

Le tableau suivant résume ce qui précède, et nous donne la série des différentes opérations qui devront être étudiées successivement.

ACTION MÉCANIQUE.

Nettoyage.

> Triage,
> Emondation,
> Décortication,
> Criblage,
> Vannage.

Le lavage est quelquefois utile comme auxiliaire des opérations précédentes.

Division et séparation.

Section,
Concassation,
Contusion,
Expression,
Pression,
Rasion ou râpage,
Pulpation,
Trituration,
Epistation,
Mouture,
Pulvérisation,
Pulvérisation par intermède,
Porphyrisation,
Dilution,
Lavage,
Décantation,
Soutirage,
Filtration,
Colature.

On a, dans certains cas, recours à la fusion comme auxiliaire de quelques-unes de ces opérations.

ACTION DISSOLVANTE.

Dissolution,
Infusion,
Macération,

Digestion,
Décoction,
Lixiviation,
Déplacement.

Il y aura à examiner l'influence de la pression sur la dissolution dans les différentes conditions où cette opération est pratiquée.

ACTION DE LA CHALEUR.

Changements d'état.

Fusion,
Solidification,
Volatilisation,
Liquéfaction,
Evaporation,
Dessiccation,
Décrépitation,
Fumigation,
Ebullition,
Distillation,
Rectification,
Sublimation.

Combustion.

Torréfaction,
Grillage,
Calcination,
Incinération.

ACTION CHIMIQUE.

Attaque par la voie humide,
Attaque par la voie sèche,
Oxydation,
Réduction,
Précipitation,
Clarification,
Défécation.

ACTION PHYSIOLOGIQUE.

Fermentations en général,
Fermentation alcoolique,
Fermentation acétique, etc.,
Putréfaction.

Application des données fournies par l'étude des fermentations à la conservation des êtres organisés, végétaux, débris d'animaux, ou matières animales de nature diverse, à l'entretien des animaux vivants employés en pharmacie, enfin à l'embaumement.

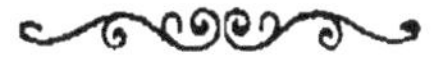

DEUXIÈME PARTIE

LES FORMES PHARMACEUTIQUES

Dans l'étude des formes pharmaceutiques, nous comprenons l'examen des caractères et des propriétés que nous offrent un grand nombre de médicaments de nature très diverse, uniquement à cause de la forme qu'ils affectent. Nous aurons également soin d'énumérer les avantages qui peuvent résulter de cette forme soit au point de vue de la conservation, soit sous celui de l'administration et de l'action du médicament.

Les formes des médicaments sont très variées et très nombreuses; mais nous ne voulons étudier que les plus usuelles, les mieux caractérisées, celles qui sont plus particulièrement spéciales à l'art pharmaceutique. Il sera toujours facile de réunir autour de ces formes celles qui leur ressemblent, et qui dès lors doivent par-

2.

ticiper plus ou moins des avantages ou des inconvénients de la forme dont leur état les rapproche le plus.

La forme sous laquelle on prépare un médicament peut être transitoire ou définitive; elle est transitoire si elle doit être changée au moment de l'usage : dans ce cas on l'utilise parce qu'elle rend la conservation plus facile ou plus certaine. La forme définitive d'un médicament est celle sous laquelle il est administré.

En cherchant à classer les formes pharmaceutiques, nous avons été conduit à les séparer en quatre groupes correspondant aux quatre états que la matière affecte autour de nous.

Ainsi, les fluides impondérables, les gaz, les liquides, les solides nous représentent quatre états différents, quatre formes générales dans lesquelles rentrent nécessairement celles de tous les médicaments employés quels qu'ils soient.

Un même corps pourra, suivant les conditions qu'il doit remplir, être employé comme médicament sous plusieurs formes différentes : l'eau, par exemple, est employée à l'état de vapeur, à l'état d'eau liquide, à l'état de glace.

Le fluide unique à l'existence duquel on est aujourd'hui porté à rattacher les phénomènes si variés de la physique est, dans l'usage médical, employé sous ses différentes manifestations : chaleur, électricité, lumière.

L'état de gaz ou de vapeur constitue une forme peu employée jusqu'ici, mais dont l'usage tend à se répandre dans plusieurs circonstances données.

Toutes les substances susceptibles de se volatiliser peuvent être utilisées sous cette forme spéciale.

Les matières ainsi gazéifiées agissent tantôt directement sur le corps, soit extérieurement, soit en pénétrant dans les voies respiratoires; tantôt elles servent à modifier la composition de l'atmosphère pour lui donner des propriétés et une activité spéciales, ou pour diminuer et même détruire une influence désagréable ou dangereuse.

C'est dans cette forme que doivent rentrer les médicaments liquides dits pulvérisés, les eaux poudroyées, dont le mode d'action ressemble à celui des vapeurs.

La forme liquide est fréquemment employée pour un grand nombre de médicaments.

Les médicaments qui affectent cètte forme peuvent être séparés en plusieurs groupes; nous établirons trois divisions que nous désignerons sous les dénominations suivantes :

Les liquides simples ou complexes,
Les solutions naturelles ou artificielles,
Les émulsions.

L'état solide nous fournit également une grande variété de formes.

Nous citerons les plus importantes et les plus fréquemment employées.

Les corps solides obtenus par cristallisation ou par fusion.

Les poudres. L'étude de cette forme importante devra être faite avec beaucoup de soin. On distingue les poudres simples et les poudres composées ; les poudres obtenues par pulvérisation, par précipitation, par sublimation. La différence de grosseur des parcelles donne encore d'utiles renseignements sur l'activité des matières pulvérisées.

Les pulpes constituent une forme spéciale de médicaments mous provenant des végétaux ; elles contiennent toute la substance de la plante, à l'exception des parties ligneuses que l'on sépare au moyen du tamis.

L'extrait est le produit résultant de l'évaporation d'un suc ou d'une solution ; il peut être mou, ferme ou sec, suivant la nature des substances dont il se compose.

Les végétaux servent à faire beaucoup d'autres préparations qui doivent à la présence de certains corps l'aspect et la consistance qui les caractérisent. Ces préparations constituent autant de formes spéciales : telles sont les gelées, les pâtes.

Supposons maintenant qu'à ces différents produits de consistance plus ou moins épaisse, on applique, pour en faciliter l'ingestion ou l'emploi, un mode de division déterminé, on obtiendra de nouvelles formes qui constitueront les pilules, les boules, les granules, les pastilles, les tablettes, les trochisques.

Pour obtenir ces différentes formes, on mélange à la substance active d'autres substances simplement adjuvantes, quelquefois complètement inertes. Ces préparations nous servent naturellement de transition aux formes dans lesquelles le médicament est complètement enfermé dans une enveloppe formée par une matière entièrement soluble dans l'estomac et non attaquable par le produit qu'elle renferme. Les globules, les perles, les capsules nous en offrent des exemples.

La composition du mélange qui constitue ces enveloppes est variable; il y entre ordinairement de la gélatine, de la gomme arabique, du sucre et du miel dissous dans une certaine quantité d'eau. Pour cent grammes d'eau, on emploie dix grammes de miel et trente grammes de chacune des trois autres substances.

Outre l'avantage de dissimuler l'odeur et la saveur d'un médicament, l'emploi des enveloppes permet de doser ce médicament d'une manière exacte et d'en assurer la conservation.

Comme nous classons les formes d'après leur aspect extérieur, nous rangeons tous les médicaments à enveloppe dans la catégorie des solides, bien que la partie active soit constituée par un corps liquide, ce qui est le cas le plus ordinaire.

Ce mode d'administration peut également être appliqué à des substances de toute nature, à des poudres, par exemple; il suffit de former des petits tubes fermés par un bout avec la substance qui constitue les enveloppes des capsules ou une substance analogue. Deux de ces tubes entrant l'un dans l'autre, à la manière d'un étui, formeront une véritable capsule dans laquelle on enfermera la matière pulvérisée.

Au lieu d'être enfermés dans une enveloppe, les médicaments peuvent être simplement étendus sur des étoffes de fil ou de coton, sur des feuilles de papier, soit qu'on enduise seulement l'une des faces, soit qu'on enduise les deux faces. Les sparadraps, les papiers emplastiques préparés d'avance, les vésicatoires, les cataplasmes préparés au moment de l'usage, constituent autant de formes nouvelles présentant entre elles une grande analogie. A ces formes se rattachent la confection des cigarettes médicamenteuses.

Ainsi nous voyons, dans cette énumération, que la forme solide du médicament peut être due soit simplement à une manipulation particulière de la préparation, comme dans le cas des poudres ; soit au mélange de matières étrangères qui servent à donner au produit une consistance spéciale, c'est le cas des pâtes ; soit à la réunion de ces deux modes d'action, comme pour les pilules ; soit à l'emploi d'une enveloppe, comme pour les perles et les capsules ; soit enfin à la présence d'une toile ou d'un papier servant à étendre le médicament : les sparadraps constituent le type de cette forme spéciale.

En résumant cette division des médicaments suivant leurs formes, nous obtenons le tableau suivant :

1º Les fluides impondérables ;

2º Les gaz ou les vapeurs ;

3º Les liquides, dans lesquels nous établirons trois sous-divisions :

> Les liquides,
> Les solutions,
> Les émulsions ;

4° Les solides, dans lesquels nous distinguerons
les principales sous-divisions suivantes :

Les cristaux,
Les corps fondus,
Les poudres,
Les pulpes,
Les extraits,
Les gelées,
Les pilules,
Les capsules,
Les sparadraps,
Les cataplasmes,
Les cigarettes ,
et Les trochisques.

TROISIÈME PARTIE

LES PRODUITS PHARMACEUTIQUES OU LES MÉDICAMENTS

MÉDICAMENTS SIMPLES.

Les médicaments simples sont des produits naturels empruntés aux trois règnes. Leur ensemble constitue la matière médicale.

Nous avons donc pour ces produits la division suivante :

      1° Substances tirées des minéraux ;
      2° Substances tirées des végétaux ;
      3° Substances tirées des animaux.

1° Médicaments simples tirés des minéraux.

Leur nombre est peu considérable, car nous ne devons pas comprendre dans ce groupe les produits qui peuvent se rencontrer à l'état naturel, mais qui, pour l'usage, sont toujours préparés artificiellement. Ces composés, ainsi qu'un grand nombre d'autres qu'on ne trouve pas dans la nature, sont ordinairement réunis aux matières tirées des minéraux sous le nom de produits chimiques.

C'est ici que doit trouver place un ordre très important de médicaments, les eaux minérales naturelles dans lesquelles on établit plusieurs divisions fondées sur leur composition.

Ainsi on distingue :

Les eaux minérales *acidules*, qui sont chargées d'acide carbonique ;

Les eaux minérales *alcalines*, quand elles renferment du bicarbonate de soude ;

Les eaux minérales *salines*, qui tiennent en dissolution une forte proportion de sels neutres ;

Les eaux minérales *ferrugineuses*, dans lesquelles le fer est le principe actif dominant ;

Les eaux minérales *sulfureuses*, qui doivent leurs propriétés à la présence d'un sulfure alcalin.

Les substances minérales solides employées telles qu'on les rencontre à l'état naturel se divisent, d'après leur composition, en plusieurs groupes.

Nous signalerons parmi les plus importantes :

Un corps simple,

Le soufre ;

Des composés binaires,

Le chlorure de sodium,

L'orpiment,

Le réalgar,

Le sulfure d'antimoine,

Le cinabre ;

Des sels,

Le carbonate de chaux,

Le borax,

Le sulfate de magnésie,

Le sulfate de soude,

Des silicates d'alumine, constituant le bol d'arménie, la terre sigillée ;

Des produits provenant de la décomposition ou de l'altération de substances organiques,

Le bitume de Judée,

Le napthe,

Le succin.

2° Médicaments simples tirés des végétaux.

Les médicaments simples tirés des végétaux sont très nombreux ; aussi nous ne chercherons pas à en donner l'énumération complète.

Dans la liste des matières végétales employées en pharmacie, nous trouvons tous les organes des plantes.

Quelquefois la plante entière est employée; d'autres fois on recueille seulement un organe ou plusieurs parties réunies. Ainsi on récolte et on conserve des tiges, des racines, des écorces, des feuilles, des fleurs, des fruits, des semences, etc.

Nous devons citer encore différents produits extraits des végétaux, comme les baumes, les térébenthines, les fécules et certains sucs de composition variable.

Parmi ces produits si divers, les uns s'obtiennent par la voie du commerce, et le rôle du pharmacien consiste seulement dans l'examen attentif de leurs caractères.

Les produits indigènes exigent souvent une intervention plus directe, soit que le pharmacien puisse les recueillir lui-même, soit qu'il ait à vérifier leur état au moment de la récolte ou à veiller à leur conservation.

Un point important à examiner pour chacun des organes des plantes, ce sont les conditions dans lesquelles la récolte doit en être faite.

Pour les racines, il faut distinguer celles des plantes annuelles, des plantes bisannuelles et des plantes vivaces.

Les racines des plantes annuelles doivent être recueillies un peu avant la floraison, car si on attendait la floraison et le développement des ovules, les racines de ces plantes seraient complètement épuisées.

Cependant, certaines racines ne doivent être récoltées que lorsqu'elles sont devenues ligneuses, parce qu'on n'emploie que leur écorce.

Les racines des plantes bisannuelles sont ordinairement recueillies après la première année de végétation, soit pendant l'automne, soit pendant l'hiver.

Les racines des plantes vivaces sont récoltées à la même époque, mais seulement après la deuxième ou la troisième année de la végétation pour les plantes herbacées dont les racines meurent et se remplacent, et dans l'âge adulte pour les végétaux à tiges ligneuses.

Ainsi, l'automne et le commencement de l'hiver sont les époques qu'il faut choisir pour la récolte des racines ; le printemps ne convient pas, parce qu'alors les principes qui s'y trouvent sont utilisés pour la végétation qui commence.

Après avoir été récoltées, les racines sont lavées et séchées à l'air ; le collet de la tige et les parties cariées sont enlevés avec soin ; les racines volumineuses sont coupées en fragments, et le tout est séché à l'étuve à une température qui ne doit pas dépasser 50°.

Les écorces sont également enlevées en automne après la chute des feuilles. Les écorces indigènes, telles que celles de garou, de sureau, se prennent sur les arbres adultes ; on préfère les enlever sur les branches plutôt que sur les parties trop anciennes.

Les bois se récoltent en hiver, les tiges après la chute des feuilles.

La récolte des feuilles exige beaucoup de précautions.

Les feuilles inodores doivent être enlevées un peu avant l'apparition des fleurs, avec ou sans la séparation des tiges.

Si les feuilles contiennent un principe aromatique qui augmente jusqu'à la floraison, les feuilles ne seront récoltées qu'au moment de l'apparition des fleurs et même avec celles-ci.

Souvent, dans ce cas, on enlève l'extrémité du rameau formé par des feuilles et des fleurs rassemblées en épis, en bouquets et en corymbes. On appelle ces parties des sommités fleuries.

Les fleurs se récoltent quand elles sont épanouies ; cependant on recueille les roses de Provins en boutons, et les fleurs des synanthérées avant leur épanouissement complet.

Tantôt on recueille les fleurs entières, tantôt seulement une partie de ces fleurs, les pétales, les stigmates, etc.

La récolte des fleurs et des feuilles doit être faite par un temps sec, alors que la rosée est dissipée ; quelques heures après le lever du soleil et avant la grande chaleur, ou bien le soir d'une belle journée, telles sont les deux conditions les plus favorables.

Les fleurs, mondées avec soin, sont séchées à l'étuve et conservées, après dessiccation, dans des bocaux bien fermés.

Les fruits sont cueillis au moment de la maturité, le plus souvent un peu avant la maturité complète, et quelquefois un peu après, suivant certaines indications spéciales et le but que l'on se propose.

Les bourgeons sont recueillis au printemps, avant le développement des feuilles.

Les bulbes sont récoltés en automne, longtemps après que le plante a fleuri et fructifié.

Ces indications générales sur les précautions à prendre pour la récolte, le choix et la conservation des diverses parties des végétaux employés comme médicaments, suffisent pour montrer sur quels points devra porter l'examen de chacune des substances que nous aurons à étudier.

Nous ne citerons pas toutes les plantes qui peuvent être employées comme médicaments, nous donnerons seulement les plus importantes, et pour cela nous choisirons celles que le Codex indique comme devant se trouver dans toutes les pharmacies. Leur étude nous fournira bien suffisamment des exemples pour toutes les opérations que nécessitent la récolte et la conservation des plantes, ainsi que l'appropriation de leurs différents organes à l'usage médical.

Tiges, bois, rameaux, rhizômes, bulbes.

ASPERGE (jeunes pousses), *Asparagus officinalis* L ; Asparaginées.

CANNE DE PROVENCE OU GRAND ROSEAU (rhizômes), *Arundo donax* L.; Graminées.

CHIENDENT OFFICINAL OU PETIT CHIENDENT (rhizômes), *Triticum repens* L.; Graminées.

DOUCE-AMÈRE (tiges), *Solanum dulcamara* L.; Solanacées.

FOUGÈRE MALE (rhizômes), *Nephrodium Filix-mas* Rich.; Fougères.

FRAGON ÉPINEUX OU PETIT HOUX (rhizômes), *Ruscus aculeatus* L.; Asparaginées.

GALANGA OFFICINAL, GALANGA DE LA CHINE, PETIT ET MOYEN (rhizômes), *Hellenia Chinensis* Willd.; Amomacées.

GAYAC (bois), *Guajacum officinale* L.; Rutacées-zygophyllées.

GINGEMBRE GRIS et BLANC (rhizômes), *Zingiber officinale* Rosc., *Amomum Zingiber* L.; Amomacées.

IRIS DE FLORENCE (rhizômes), *Iris Florentina* L.; Iridées.

POLYPODE COMMUN dit POLYPODE DE CHÈNE, *Polypodium vulgare* L.; Filicacées.

ROMARIN (jeunes rameaux), *Rosmarinus officinalis* L.; Labiées.

SABINE (sommités dés rameaux), *Juniperus sabina* L.; Conifères.

SAPIN VRAI (bourgeons), *Abies pectinata* DC., *Abies taxifolia* Desf., *Pinus picea* L.; Conifères.

SCILLE (bulbes), *Scilla maritima* L.; Liliacées.

SQUINE (souches tubéreuses), *Smilax China* L.; Asparaginées.

Racines, tubercules.

ACONIT NAPEL, *Aconitum napellus* L.; Renonculacées.

ARISTOLOCHE SERPENTAIRE OU SERPENTAIRE DE VIRGINIE, *Aristolochia serpentaria* Guib.; Aristolochiées.

ARMOISE, *Artemisia vulgaris* L.; Synanthérées-sénécionidées.

ARNICA, *Arnica montana* L.; Synanthérées-sénécio-nidées.

ASPERGE.

AUNÉE OEFICINALE, *Inula helenium* L.; Synanthérées-astéroïdées.

BARDANE, *Lappa major, Lappa minor, Lappa tomen-tosa* DC.; Synanthérées. Les trois espèces sont employées indifféremment.

BELLADONE, *Atropa belladona* L.; Solanacées.

BISTORTE, *Polygonum bistorta* L.; Polygonacées.

CHICORÉE SAUVAGE, *Cichorium intybus* L.; Synanthé-rées-chicoracées.

COLOMBO, *Cocculus palmatus* DC.; Menispermées.

GRANDE CONSOUDE, *Symphytum officinale* L.; Borra-ginées.

CURCUMA LONG et ROND (tubercules), *Curcuma tinc-toria* Guib.

ELLÉBORE BLANC, *Veratrum album;* Colchicacées.

FENOUIL DOUX, *Fœniculum dulce* G. Bauhin ; Ombel-lifères.

FRAISIER, *Fragaria vesca* L.; Rosacées-dryadées.

GENTIANE, *Gentiana lutea* L.; Gentianées.

GUIMAUVE, *Althœa officinalis* L.; Malvacées.

IPÉCACUANHA ANNELÉ OU OFFICINAL, *Cephœlis ipeca-cuanha* Rich.; Rubiacées.

JALAP TUBÉREUX OU OFFICINAL (tubercules), *Exo-gonium purga* Benth.; Convolvulacées.

PATIENCE SAUVAGE, *Rumex acutus* L.; Polygonacées.

POLYGALA DE VIRGINIE, *Polygala senega* L.; Polygala-cées.

Quassi-amer ou Bois amer de Surinam, *Quassia amara* L.; Rutacées-simarubées.

Ratanhia, *Krameria triandra* R. P.; Polygalacées.

Réglisse, *Glycyrrhiza glabra* L.; Légumineuses-papilionacées.

Rhubarbe de Chine, *Rheum palmatum* L.; Polygonacées.

Salsepareille du Mexique, *Smilax medica* Schlecht., et la Salsepareille de Honduras, *Smilax sarsaparilla* L.; Asparaginées.

Saponaire officinale, *Saponaria officinalis* L.; Caryophyllacées.

Sassafras, *Sassafras officinarum* Nees, *Laurus sassafras* L.; Lauracées.

Tormentille, *Tormentilla erecta* L., *Potentilla tormentilla* DC.; Rosacées-dryadées.

Valériane sauvage, *Valeriana officinalis* L.

Ecorces.

Cannelle de Ceylan, *Cinnamomum zeylanicum* Breyne, *Laurus cinnamomum* L.; Lauracées.

Ecorce d'orange amère ou Curaçao, épicarpe du *Citrus vulgaris* Risso; Aurantiacées.

Garou ou Sainbois, *Daphne gnidium* L.; Thyméliacées.

Grenadier (écorce de la racine), *Punica granatum* L.; Granatées.

Quinquinas; Rubiacées. Le Codex admet trois quinquinas officinaux obligatoires pour les pharmaciens :

le QUINQUINA GRIS HUANUCO, *Cinchona micrantha*; le QUINQUINA CALISAYA, QUINQUINA JAUNE ROYAL, *Cinchona calisaya*, et le QUINQUINA ROUGE, VERRUQUEUX OU NON VERRUQUEUX.

SUREAU, *Sambucus nigra* L.; Caprifoliacées.

ECORCE DE WINTER, *Drimys Winteri* R. Brown; Magnoliacées.

Feuilles.

ABSYNTHE GRANDE OU ALUYNE, *Artemisia absinthium* L.; Synanthérées-sénécionidées.

ACONIT NAPEL.

ARMOISE.

ARNICA.

BELLADONE.

BIGARADIER, FEUILLE D'ORANGER, *Citrus vulgaris* Risso, *Citrus Bigaradia* Nouv. Duhamel; Aurantiacées.

BOUILLON BLANC OU MOLÈNE, *Verbascum Thapsus* L.; Scrofulariacées.

BOURRACHE, *Borrago officinalis* L.; Borraginées.

CHICORÉE SAUVAGE.

CIGUE OFFICINALE OU GRANDE CIGUE, *Conium maculatum* L.; Ombellifères.

DIGITALE, *Digitalis purpurea* L.; Scrofulariacées.

FOUGÈRE MALE.

GUIMAUVE.

JUSQUIAME NOIRE, *Hyoscyamus niger* L.; Solanacées.

MAUVE, *Malva sylvestris* L.; et *Malva glabra* Desrous.; Malvacées.

MÉLISSE OFFICINALE OU CITRONELLE, *Melissa officinalis* L.; Labiées.

MÉNYANTHE OU TRÈFLE D'EAU, *Menianthes trifoliata* L.; Gentianées.

NICOTIANE, *Nicotiana tabacum* L.; Solanacées.

NOYER COMMUN, *Juglans regia* L.; Amentacées-juglandées.

PERVENCHE GRANDE et PETITE, *Vinca major* et *Vinca minor* L.; Apocynacées.

RONCE SAUVAGE, *Rubus fruticosus* L.; Rosacées-dryadées.

SAPONAIRE OFFICINALE.

SCABIEUSE, *Scabiosa succisa* L.; Dipsacées.

SCOLOPENDRE, *Scolopendrium officinale* Smith; Fougères.

SÉNÉ D'EGYPTE dit SÉNÉ PALTE, *Cassia acutifolia* Delile; Légumineuses-cassiées.

STRAMOINE OU POMME ÉPINEUSE, *Datura stramonium* L.; Solanacées.

THÉ, *Thea Chinensis* Sims; Ternstrœmiacées.

Fleurs.

Nous comprendrons dans ce groupe les plantes dont on recueille soit la fleur entière, soit une partie de la fleur, soit un ensemble de fleurs sous forme d'inflorescence ou de sommité fleurie.

ABSINTHE GRANDE OU ALUYNE (sommités fleuries).

ARMOISE (sommités fleuries).

ARNICA (capitules).

BOUILLON BLANC.

BOURRACHE.

CAMOMILLE ROMAINE (capitules), *Anthemis nobilis* L.

PETITE CENTAURÉE (sommités fleuries), *Erythræa Centaurium* Pers.; Gentianées.

COQUELICOT (pétales), *Papaver Rheas* L.; Papavéracées.

COUSSO, *Banksia abyssinica* Bruce, *Hagenia abyssinica* Lamk., *Brayera anthelminthica* Kunth; Rosacées-spirœacées.

DIGITALE.

GUIMAUVE.

HOUBLON (cônes des fleurs femelles), *Humulus lupulus* L.; Cannabinées.

LAVANDE OFFICINALE, *Lavandula vera* DC.; Labiées

MAUVE.

MÉLILOT OFFICINAL, *Melilotus officinalis* Willd.; Légumineuses-papilionacées.

MENTHE POIVRÉE, *Mentha piperita* L.; Labiées.

ORIGAN VULGAIRE (sommités fleuries), *Origanum vulgare* L.; Labiées.

ORTIE BLANCHE, *Lamium album* L.; Labiées.

PIED-DE-CHAT (capitules), *Antennaria dioica* Gœrtn.; Synantherées-sénécionidées.

ROSE ROUGE OU ROSE DE PROVINS (pétales), *Rosa gallica* L.; Rosacées.

SAFRAN (stigmates), *Crocus officinalis* L.; Iridées.

SCABIEUSE (capitules).

Semen-contra, Semencine ou Barbotine (capitules), *Artemisia contra* L.; Synanthérées-sénécionidées.

Sureau.

Tilleul, *Tilia Europæa* L.; Tiliacées.

Tussilage ou Pas-d'Ane, *Tussilago Farfara* L.; Synanthérées-eupatoriées.

Véronique (sommités fleuries), *Veronica officinalis* L.; Scrofulariacées.

Violette odorante, *Viola odorata* L.; Violariées.

Fruits.

Alkekenge, *Physalis alkekengi* L.; Solanacées.

Anis étoilé ou Badiane, *Illicium anisatum* L.; Magnoliacées.

Anis vert ou Anis, *Pimpinella anisum* L.; Ombellifères.

Avoine, *Avena sativa* L.; Graminées.

Cardamome du Malabar, petit et moyen, *Elettari cardamomum*.

Casse officinale, *Cassia fistula* L.; Légumineuses-cœsalpiniées.

Cigue officinale.

Coloquinte, *Cucumis colocynthis* L.; Cucurbitacées.

Coriandre, *Coriandrum sativum* L.; Ombellifères.

Cubèbe ou Poivre a queue, *Cubeba officinarum* Miq.; *Piper cubeba* L.; Pipéracées.

Cumin, *Cuminum cyminum* L.; Ombellifères.

Dattier, *Phœnix dactylifera* L.; Palmacées.

Fenouil doux.

Figuier, *Ficus carica* L.; Morées.

Genévrier commun (cônes), *Juniperus communis* L.; Conifères.

Jujubier, *Zyziphus vulgaris* Lamk., *Rhamnus zyziphus* L.; Rhamnées.

Orge, *Hordeum vulgare* L.; Graminées.

Pavot blanc ou Pavot officinal (capsules), *Papaver somniferum album* DC.; Papavéracées.

Raisins secs. *Vitis vinifera* L.; Ampélidées. — Deux variétés sont usitées en médecine, les Raisins de Corinthe et les Raisins de Malaga.

Riz, *Oryza sativa* L.; Graminées.

Séné d'Egypte.

Sureau.

Tamarinier, *Tamarindus indica* L.; Légumineuses-cassiées.

Vanille, *Vanilla sativa* Schiede; Orchidées.

Semences.

Amandes douces, *Amygdalus communis* var. *dulcis;* Rosacées-amygdalées.

Cognassier, *Cydonia vulgaris* Pers.; Rosacées-pomacées.

Croton tiglium, grains de Tilly ou graine des Moluques, *Croton tiglium* L.; Euphorbiacées.

Fenu-grec, *Trigonella fœnum-græcum* L.; Légumineuses-papilionacées.

Jusquiame blanche, *Hyosciamus albus* L.; Solanacées.

Lin, *Linum usitatissimum* L.; Linées.

Lycopode (spores), *Lycopodium clavatum* L.; Lyco¬
podiacées.

Moutarde blanche, *Sinapis alba* L.; Crucifères.

Moutarde noire, *Sinapis nigra* L.; Crucifères.

Staphisaigre, *Delphinium staphisagria* L.; Renoncu¬
lacées.

Stramoine.

Outre les plantes qui fournissent pour l'usage médical un ou plusieurs de leurs organes, nous en avons
qui sont utilisées tout entières, ou dont les différentes
parties peuvent être employées indifféremment. Il y a
cependant, pour ces plantes, à bien distinguer l'époque
de la végétation à laquelle elles ont été récoltées, car
cette circonstance est importante pour le développement de leurs propriétés.

Les plantes suivantes sont également indiquées par
le Codex comme devant se trouver dans toutes les
pharmacies :

Absinthe maritime, *Artemisia maritima* L.

Agaric blanc officinal ou Polypore du mélèze, *Polyporus officinalis* Fries ; Champignons hyménomycètes.

Agaric du chêne, *Polyporus fomentarius* et *Polyporus igniarius* Fries; Champignons hyménomycètes.

Capillaire du Canada, *Adiantum pedatum* L.; Fougères.

Carragaheen, Carrageen ou Mousse perlée, *Fucus
crispus* L., *Chondrus polymorphus* Lamk.; Fucacées.

CHARDON BÉNIT, *Cnicus benedictus* Gœrtn.; Synanthérées-carduacées.

DICTAME DE CRÈTE, *Origanum dictamnus* L.; Labiées.

ERGOT DE SEIGLE, *Sclerotium clavus* DC.; *Claviceps purpureus* Tul.; Champignons sphœriacés.

FUMETERRE, *Fumaria officinalis* L.; Fumariacées.

GERMANDRÉE, CHAMŒDRYS OU PETIT CHÊNE, *Teucrium Chamœdrys* L.; Labiées.

LICHEN D'ISLANDE, *Cetraria Islandica* Ach.; Lichenacées.

LIERRE TERRESTRE, *Glecoma hederacea* L.; Labiées.

MERCURIALE ANNUELLE, *Mercurialis annua* L.; Euphorbiacées.

MORELLE, *Solanum nigrum;* Solanacées.

MOUSSE DE CORSE, *Gigartina Helminthocorton* Lamk.; Algues.

PARIÉTAIRE, *Parietaria officinalis* L.; Urticacées.

PENSÉE SAUVAGE, *Viola tricolor arvensis* DC.; Violariées.

RUE, *Ruta graveolens* L.; Rutacées-rutées.

SAUGE OFFICINALE, *Salvia officinalis* L.; Labiées.

SCORDIUM OU GERMANDRÉE D'EAU, *Teucrium scordium* L.; Labiées.

TANAISIE, *Tanacetum vulgare* L.; Synanthérées-sénécionidées.

THYM, *Thymus vulgaris* L.; Labiées.

Enfin, on extrait des végétaux certains produits de composition et de nature très différentes; nous les avons réunis par groupes, en rapprochant les substances qui présentent entre elles le plus d'analogie.

Nous avons des fécules, des gommes, des huiles essentielles, des résines, des gommes-résines, des térébenthines, des baumes, et nous placerons ensuite d'autres produits peu semblables entre eux, mais qui, ne rentrant pas dans les groupes précédents, sont trop peu nombreux pour avoir besoin d'être classés.

Dans le choix de ces différentes substances, nous nous laisserons guider par les mêmes considérations que précédemment, c'est-à-dire que nous mentionnerons seulement celles qui doivent exister dans toutes les pharmacies.

A la suite du nom du produit nous donnerons celui de la plante qui le fournit et de la famille à laquelle cette plante appartient.

Fécules.

AMIDON, AMIDON DE FROMENT. *Triticum sativum;* Graminées.

ARROW-ROOT, ARROW-ROOT DE LA JAMAÏQUE. *Maranta arundinacea* Plum. et L.; Amomacées.

SAGOU. Tiges de plusieurs palmiers, et notamment des *Sagus Rumphii* Willd., *Sagus farinifera* Gœrtn., et *Phœnix farinifera*.

TAPIOKA. *Manihot utilissima* Pohl, *Jatropha Manihot* L.; Euphorbiacées. — Le Tapioka est la fécule de Manioc séchée à l'aide du feu; quand cette fécule est séchée librement à l'air, elle constitue la Mous- sache.

Gommes.

GOMME ARABIQUE VRAIE. *Acacia vera* Willd.; Légu- mineuses-mimosées.

GOMME DU SÉNÉGAL, provient de plusieurs espèces d'Acacias, et principalement des *Acacias Verek, Seyal* et *vera.*

GOMME ADRAGANTE. *Astragalus verus* Oliv.; Légumi- neuses-papilionacées.

Résines.

ELEMI DU BRÉSIL. *Icica Icicariba* DC.; Térébintha- cées-burseracées.

GALIPOT. *Pinus maritima* L.; Conifères. — Le Gali- pot est la résine desséchée sur l'arbre; celle qui pro- vient de la distillation de la térébenthine produite par le même arbre constitue la COLOPHANE.

GAYAC.

MASTIC, LENTISQUE. *Pistacia Lentiscus* L.; Térébin- thacées-anacardiées.

SANG-DRAGON. Fruits du *Calamus Draco* L.; Palma- cées.

Gommes-Résines.

ASA-FŒTIDA. *Ferula Asa-fœtida* L.; Ombellifères.

BDELLIUM D'AFRIQUE. *Balsamodendron Africanum* Endl.; Térébinthacées-burséracées.

Euphorbe des Canaries. *Euphorbia Canariensis* L.; Euphorbiacées.

Galbanum, produit par deux plantes Ombellifères.

Gomme-ammoniaque. *Dorema ammoniacum;* Ombellifères.

Gomme-gutte. *Hebradendron Cambogioïdes* Graham; Guttifères.

Myrrhe. *Balsamodendron Myrrha* Nees; Térébinthacées-burséracées.

Oliban ou Encens. *Boswellia serrata;* Térébinthacées.

Sagapenum. *Ferula persica;* Ombellifères.

Scammonée d'Alep. *Convolvulus Scammonia* L.; Convolvulacées.

Térébenthines.

Térébenthine de l'Epicéa, Poix jaune, Poix de Bourgogne. *Abies excelsa* Lamk.; Conifères.

Térébenthine du Mélèze, Térébenthine Suisse ou Térébenthine fine. *Larix Europœa* DC.; Conifères.

Térébenthine du Sapin argenté, Térébenthine au Citron, Térébenthine d'Alsace, Térébenthine de Venise. *Abies pectinata* DC.; Conifères.

Copahu. *Copaifera officinalis, Guyanensis, Langsdorfii,* etc.; Légumineuses-cœsalpiniées.

Baumes.

Baume de Tolu. *Myrospermum Toluiferum;* Légumineuses.

Benjoin de Sumatra amygdaloïde. *Styrax benzoin* Dryand.; Styracinéés.

Styrax liquide. *Liquidambar orientale;* Amentacées-balsamifluées.

Sucs et produits divers.

Aloès du Cap. Feuilles des *Aloe ferox, horrida, spicata* et *linguæformis.*

Cachou. Fruits de l'*Areca Catechu* L., Palmiers; bois de l'*Acacia Catechu*, Légumineuses; feuilles du *Nauclea gambir*, Rubiacées.

Manne, Manne en larmes et Manne en sorte. *Fraxinus ornus* et *rotundifolia;* Oléacées.

Noix de galle d'Alep, formée sur le *Quercus infectoria* par la piqûre du *Cynips gallæ-tinctoriæ*, insecte hyménoptère.

Opium. Capsules encore vertes du Pavot, *Papaver somniferum* L.; Papaveracées.

3° Médicaments simples tirés des animaux.

Le règne animal ne fournit qu'un petit nombre de produits employés en médecine.

Parmi les animaux, nous pouvons citer les suivants, que nous disposerons par ordre alphabétique :

Cantharide, *Cantharis vesicatoria* Geoff., *Meloe vesicatorius* L.; Insecte coléoptère.

Cloporte des caves, *Oniscus Asellus* et l'Armadille, *Oniscus Armadilla;* Crustacés isopodes.

Cochenille, *Coccus cacti* L.; Insecte hémiptère.

. Ecrevisse, *Astacus fluviatilis* Fabr.; Crustacé décapode.

Eponge fine, *Spongia officinalis* L.; Zoophytes spongiaires.

Escargot des vignes ou Limaçon des vignes, *Helix pomatia* L.; Mollusques gastéropodes.

Grenouille, *Rana esculenta* L.; Reptile batracien.

Kermès animal, *Coccus ilicis*; Insecte hémiptère.

Sangsue médicinale, *Hirudo medicinalis* L.; Annélide hirudiné.

Vipère, *Vipera Berus* Daud.; Reptile ophidien.

On emploie également un certain nombre de produits provenant d'autres animaux.

Outre les substances bien connues, telles que le beurre, le lait, la bile de bœuf, la cire d'abeilles, le miel, la gélatine, la graisse, le suif, etc., nous citerons les produits suivants :

Blanc de baleine ou Cétine, corps gras extrait de l'huile de la tête du Cachalot, *Physeter macrocephalus;* Mammifère de l'ordre des Cétacés.

Castoreum, produit oléo-résineux et fétide contenu dans deux poches qui accompagnent les organes génitaux du Castor, *Castor Fiber* L.; Mammifère de l'ordre des Rongeurs.

Civette, matière onctueuse d'une odeur très forte sécrétée par la Civette, *Viverra civetta* L., et par le

Zɪʙᴇᴛʜ, *Viverra zibetha*, Mammifères de l'ordre des Carnassiers.

Cᴏʟʟᴇ ᴅᴇ ᴘᴏɪssᴏɴ, matière formée par la vessie aérienne du Gʀᴀɴᴅ Esᴛᴜʀɢᴇᴏɴ, *Acipenser huso* L.; Poisson de l'ordre des Chondroptérygiens-sturioniens.

Cᴏʀᴀɪʟ ʀᴏᴜɢᴇ, axe calcaire du *Corallium rubrum* Lamk.; Zoophyte rayonné.

Cᴏʀɴᴇ ᴅᴇ Cᴇʀꜰ, extrémités des bois du Cᴇʀꜰ, *Cervus elaphus* L.; Mammifère de l'ordre des Ruminants.

Hᴜɪʟᴇ ᴅᴇ ꜰᴏɪᴇ ᴅᴇ Mᴏʀᴜᴇ, huile extraite du foie de la Mᴏʀᴜᴇ ꜰʀᴀɴᴄʜᴇ *Gadus morrhua* L.; Poisson de l'ordre des Malacoptérygiens-subrachiens.

Mᴜsᴄ, matière d'une odeur excessivement forte sécrétée dans une poche qui accompagne l'organe mâle du Cʜᴇᴠʀᴏᴛᴀɪɴ ᴘᴏʀᴛᴇ-ᴍᴜsᴄ, *Moschus moschiferus* L.; Mammifère de l'ordre des Ruminants.

Os ᴅᴇ Sᴇ̀ᴄʜᴇ, çoquille interne de la Sᴇ̀ᴄʜᴇ, *Sepia officinalis* L.; Mollusque céphalopode.

MÉDICAMENTS COMPOSÉS

Nous avons appelé médicaments composés, par opposition aux médicaments simples, toutes les préparations médicamenteuses obtenues soit par le mélange, soit par la combinaison de plusieurs médicaments simples, ou bien résultant d'une réaction ayant changé la composition et les propriétés d'un produit naturel.

Nous baserons la classification de ces médicaments sur leur mode de préparation, et nous retrouverons ainsi les caractères généraux des cinq groupes que nous avons établis dans les opérations pharmaceutiques.

Nous aurons donc cinq classes de médicaments composés que nous étudierons successivement :

1° Les médicaments préparés par voie mécanique ou par simple mélange;

2° Les médicaments préparés par voie de dissolution ;

3° Les médicaments préparés par l'action de la chaleur ;

4° Les médicaments préparés au moyen de réactions chimiques ;

5° Les médicaments dont la préparation repose sur l'accomplissement d'un acte physiologique.

1° MÉDICAMENTS COMPOSÉS PRÉPARÉS PAR VOIE MÉCANIQUE OU PAR SIMPLE MÉLANGE.

Nous devons comprendre dans cette première classe les médicaments composés obtenus par suite d'une opération mécanique pratiquée sur des médicaments simples ou préparés en mélangeant deux ou plusieurs médicaments.

Cette classe se divise en deux groupes : les Aplo-
génés (1), qui comprennent les poudres, les pulpes et
les sucs, et les Mélanges dont les espèces nous offrent
le type.

APLOGÉNÉS.

Poudres.

Nous placerons en premier lieu les poudres, que nous
diviserons en poudres simples et poudres composées.

Les poudres simples peuvent être fournies par des
matières minérales, des matières végétales ou des
matières animales.

Poudres minérales.

Les substances employées pour former ces poudres
sont ou des produits naturels, ou des produits chimiques de composition variable.

> Poudre d'acide arsénieux,
> Poudre de sublimé corrosif,
> Poudre d'oxyde rouge de mercure,
> Poudre de tartrate d'antimoine et de potasse,
> Poudre de sulfate de potasse,
> Poudre de borate de soude,
> Poudre d'azotate de potasse,
> Poudre d'alun,
> Poudre de sulfure d'antimoine,
> Poudre de magnésie blanche,

(1) Ce mot provient de deux mots grecs : ἁπλόος, *simple*, et
γενεά, *naissance*.

Poudre de bol d'Arménie,
Poudre de savon.

Poudres végétales.

Les différents organes des plantes, ainsi que les produits qu'on en retire, servent à préparer des poudres simples que l'on distingue d'après la partie de la plante qui les a fournies.

Poudres de racines :
>Poudre de colombo,
>Poudre d'iris,
>Poudre de gentiane,
>Poudre de belladone,
>Poudre de ratanhia,
>Poudre de guimauve,
>Poudre de réglisse,
>Poudre d'ipécacuanha,
>Poudre de jalap,
>Poudre de rhubarbe,
>Poudre de quassia-amara,
>Poudre de valériane.

Poudres d'écorces :
>Poudre de cannelle,
>Poudres de quinquina.

Poudres de feuilles :
>Poudre de belladone,
>Poudre de ciguë,
>Poudre de jusquiame,

Poudre de stramonium,
Poudre de séné,
Poudre de digitale,
Poudre de scille (squames).

Poudres de fleurs :
Poudre de sabine (sommités),
Poudre de rose rouge (pétales),
Poudre de safran (stigmates),
Poudre de cousso.

Poudres de fruits :
Poudre d'anis,
Poudre de cubèbe.

Poudres de semences :
Poudre de staphisaigre,
Poudre de graine de lin,
Poudre de moutarde noire,
Poudre de noix vomique.

Poudres de produits végétaux :
Poudre de sucre,
Poudre de gomme arabique,
Poudre de camphre,
Poudre de benjoin,
Poudre d'asa-fœtida,
Poudre de gomme-gutte,
Poudre de myrrhe,
Poudre de scammonée,
Poudre de cachou,

Poudre d'opium,
Poudre de charbon.

Poudres animales.

On emploie dans la préparation de ces poudres ou des animaux entiers, ou quelques-unes des substances extraites des animaux et que nous avons précédemment fait connaître.

Poudre de cantharides,
Poudre de cochenille,
Poudre de castoréum,
Poudre de corail rouge,
Poudre de corne de cerf calcinée,
Poudre d'os de sèche.

Poudres composées.

Les poudres composées, s'obtiennent par le mélange intime de plusieurs poudres simples prises en proportions déterminées, suivant le but que l'on se propose et les propriétés des plantes employées.

Les plantes qui servent à les former sont quelquefois réduites en poudre séparément, puis mélangées avec le plus grand soin par une nouvelle trituration, et la préparation s'achève en passant le tout au tamis.

Lorsqu'il doit entrer dans la composition d'une poudre composée des matières molles, les parties déjà pulvérisées sont mélangées à la partie molle, de manière à favoriser sa pulvérisation.

Souvent on ajoute à ces mélanges de poudres une petite quantité d'huile essentielle.

> Poudre antimoniale de James,
> Poudre dentifrice absorbante,
> Poudre dentifrice acide,
> Poudre dentifrice au charbon,
> Poudre diurétique,
> Poudre émolliente,
> Poudre hémostatique,
> Poudre d'ipécacuanha opiacée,
> Poudres gazogènes,
> Limonade sèche au citrate de magnésie,
> Poudre sternutatoire,
> Poudre tempérante de Stahl,
> Poudre de vanille sucrée,
> Poudre escharotique arsenicale faible,
> Poudre escharotique arsenicale forte,
> Collyre sec au calomel.

Pulpes.

Nous étudierons ensuite les pulpes, médicaments mous préparés avec des plantes ou des parties de plantes.

L'action du pilon ou de la râpe, suivant la nature de la plante, sert à diviser les matières, et on sépare au moyen du tamis les parties ligneuses. On obtient les pulpes plus ou moins fines, selon que l'on emploie des tamis à mailles larges ou serrées.

Les matières sèches sont préalablement ramollies

par la vapeur d'eau ; certaines substances, quoique fraîches, sont également soumises à cette même action avant la pulpation.

Pulpe de ciguë,
Pulpe de carotte,
Pulpe de pommes de terre,
Pulpe de pruneaux,
Pulpe de casse,
Pulpe de tamarins.

Sucs.

Les sucs végétaux sont des liquides existant dans les différents organes des plantes et que l'on en sépare par la pression.

Nous les diviserons en deux groupes, les sucs aqueux et les sucs gras : les premiers correspondent aux liquides généralement désignés sous le nom de sucs ; les seconds comprennent les huiles liquides.

On extrait les sucs aqueux par la pression, après avoir déchiré les tissus de la plante par l'action du pilon ; quelquefois on ajoute un peu d'eau pour faciliter l'extraction du suc.

Le suc obtenu est clarifié par filtration.

Nous retrouverons certains sucs dans les médicaments obtenus par voie de fermentation ; ils ne diffèrent pas des précédents quant à l'origine et au mode d'extraction ; seulement, la fermentation est employée pour favoriser leur clarification.

Les huiles ou sucs gras s'obtiennent de la même manière que les sucs aqueux. Les parties qui les contiennent sont préalablement déchirées et réduites en poudre grossière au moyen du moulin, puis on extrait l'huile par la pression.

La pression s'opère soit à froid, soit à chaud ; dans ce dernier cas, la poudre obtenue par le moulin est placée dans un sac de toile et soumise à la pression entre deux plaques de fer chauffées.

Sucs.

Suc de chicorée,
Suc de cresson,
Suc de cerfeuil,
Suc de bourrache,
Suc de noyer,
Suc de citron,
Suc d'herbes,
Suc antiscorbutique.

Ces deux derniers sucs sont extraits d'un mélange de feuilles de plusieurs plantes : ce sont des sucs composés, les autres sont des sucs simples.

Huiles.

Huile d'amandes douces,
Huile de lin,
Huile de ricin,
Huile de croton tiglium,
Huile de fruits de laurier.

MÉLANGES.

Dans cette même classe de médicaments, nous avons placé tous ceux qui sont obtenus par le mélange de deux on de plusieurs médicaments simples.

Les Espèces nous offrent d'une manière très nette ce mode de préparation, et, pour opérer le mélange, on prend les médicaments simples dans l'état où ils sont ordinairement employés eux-mêmes.

On appelle espèces des mélanges de plusieurs plantes médicamenteuses ou de plusieurs parties de plantes séchées et divisées en fragments.

Ces mélanges sont utilisés pour faire des infusions, des décoctions, de la même manière que les médicaments simples analogues.

Les mélanges de médicaments simples sont quelquefois plus complexes : ainsi, on peut mélanger des poudres, des résines, des sels, des sirops dans des conditions telles que l'on obtient, par une opération purement mécanique, des masses de consistance donnée, qui forment ce qu'on appelle les Masses pilulaires.

Ensuite, on donne à ces mélanges soit au moment de la préparation, soit seulement au moment de l'usage, la forme convenable pour en faciliter l'administration.

On obtient de cette manière, suivant les prescriptions ou la composition du produit, des pilules de forme et de grosseur variables.

Les escharotiques façonnés en trochisques se préparent d'une manière analogue.

C'est aux mélanges qu'il faut rattacher les préparations dans lesquelles le sucre, allié à une substance médicamenteuse, donne un produit de consistance molle que l'on désigne sous le nom de Conserve. L'eau intervient quelquefois dans la préparation de ces produits, qu'elle soit employée seule ou sous forme de sirop, ou qu'elle existe dans le suc de la plante; mais elle se trouve toujours en proportion trop faible pour dissoudre les matières employées, et, outre cette circonstance, on évapore le plus souvent tout ou partie de cette eau pour arriver à obtenir la consistance convenable.

Les produits qui ont pour base un mélange de cacao et de sucre prennent le nom de chocolats. On ajoute à ces deux substances, suivant le cas, une matière médicamenteuse déterminée.

Ce même mélange de sucre et de matières médicamenteuses constitue d'autres saccharolés que l'on a distingués des précédents à cause de leur état, de la forme qu'ils affectent et aussi de leur composition.

Ainsi, les pâtes ont une consistance ferme et plastique; outre le sucre et les matières médicamenteuses, elles contiennent une forte proportion de gomme.

Les saccharures sont des mélanges solides de sucre et de matière médicamenteuse réduits en poudre après leur préparation. On appelle oléo-saccharures les produits dans lesquels le sucre est mélangé à une huile essentielle.

Nous pouvons citer encore plusieurs autres séries de médicaments dont la préparation repose, en définitive, sur le simple mélange d'un nombre plus ou moins grand de médicaments actifs, et qui ont également reçu différents noms suivant leur consistance, la nature des substances employées et l'usage des produits.

Dans la composition de ces médicaments il entre souvent, comme dans le cas précédent, des liquides ou des dissolutions visqueuses; mais la chaleur amène toujours, par l'évaporation, ce mélange à l'état de consistance molle, et il devient souvent, avec le temps, très peu malléable et presque dur.

Ces sortes de préparations constituent les électuaires, les confections, les opiats.

La préparation de la thériaque à laquelle on attachait autrefois tant d'importance, et dans laquelle on emploie plus de soixante médicaments différents, nous fournit l'exemple le plus complet de la composition de ces sortes de produits.

En parcourant la liste des médicaments, nous en trouverons bien d'autres qui doivent rentrer dans ce groupe, mais ils appartiennent à des séries dans lesquelles on les a placés par d'autres considérations, et il serait difficile de les en séparer.

Si nous cherchons à résumer ce qui précède, nous verrons que dans la préparation de ces médicaments le mélange est quelquefois direct, d'autres fois il est favorisé par l'emploi d'un véhicule toujours en quantité insuffisante pour dissoudre les principes actifs, et dont on se débarrasse ultérieurement par évaporation. Ce véhicule sert à diviser certains principes, à rendre leur incorporation possible ou plus facile, et on obtient par ce moyen des mélanges plus intimes.

Nous nous contenterons de citer dans l'ordre où nous les avons énumérés précédemment les différents produits que nous venons de passer en revue, et sans chercher à les classer autrement.

Espèces.

Espèces amères,
Espèces anthelminthiques,
Espèces aromatiques,
Espèces astringentes,
Espèces pectorales,
Espèces carminatives,
Espèces diurétiques,
Espèces émollientes,
Espèces narcotiques,
Espèces béchiques,
Fruits pectoraux,
Espèces purgatives,
Espèces sudorifiques,
Espèces vulnéraires.

Pilules.

Pilules d'aloès,
Pilules d'aloès et de gomme-gutte,
Pilules d'aloès et de savon,
Pilules alunées d'Helvétius,

Pilules ante cibum,
Pilules arsenicales,
Pilules de chlorhydrate de morphine,
Pilules de coloquinte,
Pilules de copahu,
Pilules de cynoglosse opiacées,
Pilules ferrugineuses de Blaud,
Pilules de Bontius,
Pilules de jusquiame et de valériane,
Pilules de protocarbonate de fer,
Pilules de protoiodure de fer,
Pilules de bichlorure de mercure opiacées,
Pilules de protoiodure de mercure opiacées,
Pilules mercurielles simples,
Pilules mercurielles purgatives,
Pilules mercurielles savonneuses,
Pilules de nitre camphrées,
Pilules savonneuses nitrées,
Pilules de sulfate de quinine,
Pilules de térébenthine,
Granules de digitaline.

Conserves.

Conserve de cochléaria,
Conserve de cynorrhodon,
Conserve de rose,
Conserve de tamarin,
Conserve de casse,
Chocolats.

Pâtes.

Pâte de gomme arabique,
Pâte de jujubes,
Pâte pectorale,
Pâte de lichen,
Pâte de réglisse brun,
Pâte de réglisse noir.

Saccharures.

Saccharure de lichen,
Saccharure de carragaheen.

Oléosaccharures.

Oléosaccharure d'anis,
Oléosaccharure de citron.

Électuaires.

Electuaire diascordium,
Electuaire de rhubarbe composé,
Electuaire de safran composé,
Electuaire de séné composé,
Thériaque,
Opiat de copahu composé.

Escharotiques.

Trochisques escharotiques avec le sublimé corrosif,
Trochisques escharotiques avec le minium.

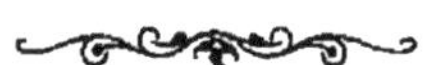

2° MÉDICAMENTS COMPOSÉS PRÉPARÉS PAR VOIE DE DISSOLUTION.

Cette deuxième classe comprend tous les médicaments résultant de la dissolution de principes actifs, quels qu'ils soient, dans un liquide.

Ces médicaments sont très nombreux et de nature très diverse; nous les diviserons en plusieurs ordres caractérisés par le liquide employé comme dissolvant.

Leurs caractères sont d'être préparés directement par voie de dissolution des principes actifs dans le dissolvant, et de tenir à l'état de dissolution complète, le plus souvent la totalité des principes qu'ils renferment, quelquefois une partie seulement de ces principes.

Les différents dissolvants usités en pharmacie sont l'eau , l'alcool, l'éther, le vin, la bière, le vinaigre, l'huile et les graisses.

Les produits obtenus par la dissolution de matières médicamenteuses dans ces liquides portent les noms d'hydrolés, alcoolés, éthérolés, œnolés, acétolés, oléolés, suivant la nature du dissolvant.

Nous admettrons dans cette classe cinq divisions correspondant à cinq dissolvants différents :

> L'eau,
> L'alcool,
> L'éther,
> Les acides,
> Les corps gras.

Nous donnerons à ces cinq ordres de médicaments les dénominations suivantes :

Les Hydrolés,
Les Alcoolés,
Les Éthérolés,
Les Acétolés,
et Les Pimélolés (1).

HYDROLÉS.

Nous diviserons les hydrolés en cinq familles : les hydrolés aqueux ; les hydrolés saccharolés, comprenant les sirops que quelques auteurs ont appelés sirops hydroliques ; les hydrolés mellités, dans la préparation desquels le miel remplace le sucre ; les hydrolés mucilagineux, et les hydrolés gélatineux ou les gelées.

Hydrolés aqueux.

La division des hydrolés aqueux est fondée sur la nature des substances dissoutes et sur l'usage auquel ces médicaments sont destinés.

Ainsi, nous distinguerons dans cette famille les genres suivants :

Les solutions gazeuses,
Les tisanes,
Les émulsions,
Les gargarismes,
Les bains,

(1) Du mot grec Πιμελὴ, qui veut dire *graisse*.

Les lotions,
Les fomentations,
Les collyres,
et Les injections.

Solutions gazeuses.

La dissolution des gaz dans l'eau nous donne l'eau oxygénée, l'eau gazeuse simple, les solutions de chlore, d'hydrogène sulfuré et d'ammoniaque.

L'eau gazeuse, formée par la dissolution de l'acide carbonique, peut servir à la préparation des eaux minérales artificielles gazeuses. Il suffit de recevoir l'acide carbonique dans des eaux préalablement chargées de sels ou d'autres substances en proportions convenables.

Tisanes.

Les tisanes sont des médicaments destinés à servir de boisson habituelle aux malades. Ce sont des dissolutions dans l'eau d'une petite quantité de principes médicamenteux.

Pour l'usage, on les édulcore avec du sucre, un sirop, du miel ou de la racine de réglisse.

Dans la préparation des tisanes, on procède suivant la nature des substances que l'on emploie, par voie d'infusion, de macération, de digestion ou de décoction.

Ces opérations suffisent dans le plus grand nombre des cas ; la proportion de substance active à employer pour la même quantité de tisane variera suivant la nature et les propriétés de la substance active.

Quelquefois cette substance doit être coupée en très petits fragments, d'autres fois elle est préalablement contusée ou triturée dans un mortier.

Le dépôt, puis la décantation ou la filtration soit au papier, soit à l'étamine, achèvent la préparation.

Les tisanes acides préparées avec l'acide sulfurique, l'acide tartrique, l'acide citrique ou les citrons, portent le nom de limonades. L'addition d'acide carbonique, dans ces produits, donne les limonades gazeuses.

Lorsque ces tisanes, par suite de leur mode de préparation, renferment une plus grande quantité de principes médicamenteux et qu'elles ne sont plus employées comme boisson ordinaire pour les malades, on les désigne sous le nom d'*apozèmes*, mot qui veut dire décoction.

Les apozèmes sont donc seulement des tisanes plus chargées en principes médicamenteux; ce sont ordinairement des préparations magistrales, qui, comme toutes les tisanes du reste, se conservent peu et sont faites au moment de leur emploi.

On donne le nom de *bouillons* aux boissons dans lesquelles les principes actifs sont formés par la chair des animaux. Cependant on ajoute ordinairement dans leur confection des plantes de nature et de quantité variables.

Le veau, le poulet, les limaçons servent à la préparation des bouillons médicinaux.

Les préparations obtenues par voie de dissolution, et administrées aux malades par cuillerées à des époques plus ou moins rapprochées, sont désignées sous le nom de *potions*. Ces médicaments sont toujours prescrits par les médecins au moment de leur emploi.

Certaines préparations, désignées sous le nom de potions, ont une composition plus complexe que celle des produits précédents; ce ne sont pas de simples solutions, et elles doivent rentrer dans d'autres divisions.

Préparations appartenant à ce groupe :

Tisane de réglisse,
Tisane de bardane,
Tisane de gentiane,
Tisane de chiendent,
Tisane de salsepareille,
Tisane de feuilles de bourrache,
Tisane de feuilles d'oranger,
Tisane de fleurs d'arnica,
Tisane de lichen d'Islande,
Tisane de gomme,
Limonade commune,
Limonade sulfurique,
Limonade tartrique,
Apozème antiscorbutique,
Potion purgative,
Apozème d'écorce de racine de grenadier,
Bouillon de veau,
Bouillon de limaçon,
Potion antispasmodique,

Potion astringente,
Potion béchique, etc.

Nous nous contenterons, dans ce groupe comme dans les suivants, de signaler les médicaments les plus importants, choisis de telle sorte que l'étude de leur ensemble comprenne tous les cas qui peuvent se présenter dans les différents modes de préparation, et toutes les particularités sur lesquelles il est nécessaire d'insister.

Émulsions.

Supposons une solution qui contienne en suspension des huiles ou des matières résineuses de manière à nous offrir un liquide ayant l'apparence du lait des animaux, nous aurons ce qu'on appelle une émulsion.

L'huile ou la résine sont, dans ces préparations, tenues en suspension à la faveur des substances albumineuses ou gommeuses contenues dans les graines.

On peut préparer des émulsions artificielles en divisant des matières grasses ou résineuses dans un mucilage contenant de la gomme ou du jaune d'œuf.

Emulsion simple,
Emulsion purgative à l'huile de ricin,
Emulsion purgative à la résine de jalap,
Emulsion purgative à la scammonée.

Gargarismes.

Les gargarismes sont des préparations destinées particulièrement à traiter les affections de la gorge. On donne le nom de *collutoires* à celles qui sont employées contre les maladies de la membrane muqueuse buccale et des gencives.

> Gargarisme détersif,
> Gargarisme antiscorbutique,
> Gargarisme avec le chlorate de potasse,
> Gargarisme astringent.

Bains.

Les bains médicinaux se divisent en bains généraux ou entiers, et en bains locaux. Ceux-ci ont reçu différents noms, suivant la partie du corps qui est soumise à l'action du liquide médicamenteux. Nous citerons comme exemples de bains locaux les bains de pieds ou pédiluves.

On emploie pour leur préparation des dissolutions salines, acides, alcalines, sulfureuses ou iodées ; quelquefois on y fait entrer de la gélatine ou des infusions végétales.

> Bain alcalin,
> Bain artificiel de Vichy,
> Bain dit de Plombières,
> Bain artificiel de Baréges,
> Bain sulfuré,
> Bain sulfuré liquide,
> Bain sulfuré gélatineux,
> Bain ioduré,
> Bain de sublimé corrosif,

Bain de sel marin,
Bain gélatineux,
Bain aromatique,
Pédiluve chlorhydrique,
Pédiluve sinapisé.

Lotions, Fomentations et Collyres.

On distingue sous le nom de lotions les préparations destinées à laver et à nettoyer diverses parties du corps, ou à combattre certaines affections de la peau plus ou moins circonscrites.

Les fomentations sont destinées à être appliquées sur certaines parties douloureuses, à la surface desquelles elles entretiennent de l'humidité et exercent une action spéciale due aux substances employées.

Lorsque ces médicaments locaux sont destinés à agir directement sur les yeux, on leur donne le nom de collyres.

Toutes ces préparations sont des dissolutions de sels ou d'autres substances, soit dans des eaux distillées, soit dans des infusions ou des décoctions de plantes.

Lotion alcaline,
Lotion avec l'acétate de plomb,
Lotion ammoniacale camphrée,
Lotion sulfurée,
Fomentation émolliente,
Fomentation de fleur de sureau,
Fomentation narcotique,
Fomentation vineuse,

Fomentation vinaigrée,
Collyre opiacé,
Collyre avec le sulfate de zinc,
Collyre avec la pierre divine.

Injections.

Les injections sont des préparations destinées à être introduites dans les cavités naturelles ou artificielles du corps. Ces médicaments agissent soit en modifiant la nature de la sécrétion qui s'opère dans la cavité où ils pénètrent, soit en supprimant une sécrétion morbide.

On a donné le nom de *lavements* aux préparations qui doivent être introduites dans le gros intestin par l'anus.

Injection de feuilles de morelle,
Injection d'iodure de potassium ioduré.
Lavement avec l'amidon,
Lavement laxatif,
Lavement purgatif.

Hydrolés saccharolés.

Nous désignons sous ce nom tous les sirops dans lesquels le véhicule qui tient en dissolution le sucre et les substances médicamenteuses est uniquement formé par l'eau.

Ils diffèrent des hydrolés aqueux en ce qu'il entre dans leur préparation une très forte proportion de sucre qui leur donne une consistance visqueuse.

5.

L'étude de la préparation des sirops comprend plusieurs points importants :

Le choix du sucre ; il faut préférer le sucre blanc en pain.

La dissolution du sucre ; le moyen le plus simple consiste à prendre le liquide dissolvant, à y ajouter le sucre, à l'y faire dissoudre et à passer ou à filtrer la dissolution.

L'addition des principes médicamenteux, dont le mode d'incorporation variera suivant la forme qu'ils affectent.

La clarification des sirops ; celle-ci s'opère par filtration ou par l'action de l'albumine.

Les sirops doivent avoir une composition déterminée, une richesse en sucre constante ; on les amène à l'état convenable par l'opération de la cuite, qui consiste à les concentrer à un degré déterminé facile à constater au moyen d'appareils spéciaux.

Le sucre forme environ les deux tiers du poids des sirops hydroliques ; il leur donne une densité voisine de 1321 à la température de 15°, celle de l'eau étant représentée par 1000. Le sirop marque alors 35° à l'aréomètre de Baumé. Bouillants, ces mêmes sirops ont une densité égale à 1261, ils marquent 30° à l'aréomètre ; la température de leur ébullition est égale à 105°.

Pour assurer la conservation des sirops, il faut, après leur préparation, les renfermer dans des bouteilles bien bouchées et les placer dans un endroit frais.

L'étude de leurs altérations est également importante ; lorsque les sirops commencent à fermenter, on peut, en les chauffant au bain-marie bouillant, arrêter les progrès de cette altération. S'ils n'ont pas été assez concentrés lors de leur préparation, il faudra recourir à l'ébullition pour les concentrer au degré convenable.

Le sirop de sucre simple ne contient que du sucre et de l'eau; c'est une dissolution de sucre dans l'eau, dans la proportion de 1000 grammes de sucre pour 525 grammes d'eau.

Les sirops qui ne contiennent qu'un seul agent médicamenteux sont appelés sirops simples, ceux qui en contiennent plusieurs sont dits sirops composés.

Sirops simples.

Sirop de sucre,
Sirop de fleurs d'oranger,
Sirop d'éther,
Sirop de codéine,
Sirop de chlorhydrate de morphine,
Sirop de sulfate de quinine,
Sirop de sulfate de strychnine,
Sirop d'iodure de potassium,
Sirop de perchlorure de fer,
Sirop de pyrophosphate de fer,
Sirop de citrate de fer ammoniacal,
Sirop de tartrate ferrico-potassique,
Sirop de monosulfure de sodium,
Sirop de gomme,

Sirop de guimauve,
Sirop de baume de Tolu,
Sirop de goudron,
Sirop de térébenthine,
Sirop de fleurs de pêcher,
Sirop de fumeterre,
Sirop de nerprun,
Sirop d'œillet rouge,
Sirop de violette,
Sirop de coquelicot,
Sirop de pensée sauvage,
Sirop de mousse de Corse,
Sirop de valériane,
Sirop de lichen,
Sirop de limaçons,
Sirop de gayac,
Sirop de salsepareille,
Sirop d'opium,
Sirop de ratanhia,
Sirop de thridace,
Sirop de quinquina.

Sirops composés.

Sirop des cinq racines,
Sirop d'espèces pectorales,
Sirop d'espèces béchiques,
Sirop de mou de veau,
Sirop de rhubarbe composé,
Sirop de salsepareille composé,

Sirop antiscorbutique de Portal,
Sirop d'erysimum composé.

Hydrolés mellités.

Ces préparations sont des sirops hydroliques dans lesquels le sucre est remplacé par le miel. Elles ont la même consistance et la même densité que les sirops ordinaires, et on les prépare de la même manière :

Mellites.

Mellite simple,
Mellite de rose rouge,
Mellite de mercuriale,
Mellite de scille.

Hydrolés mucilagineux.

Les hydrolés mucilagineux sont des liquides ayant une consistance très épaisse ; les solutions gommeuses concentrées nous en offrent le type.

On les obtient soit avec les gommes, soit avec les matières amylacées, soit avec des semences ou des racines contenant des principes mucilagineux.

Mucilages.

Mucilage de gomme arabique,
Mucilage de gomme-adragante,
Mucilage d'amidon,
Mucilage de coing,
Mucilage de graine de lin.

Hydrolés gélatineux.

Ce qui caractérise ces médicaments, c'est leur consistance molle et tremblante, semblable à celle de la gelée de viande. Cet état particulier est dû à la présence de la gélatine ou de certains produits végétaux, tels que les fécules.

Le sucre entre dans leur composition pour une très forte proportion.

Gelées.

Gelée de corne de cerf,
Gelée de lichen d'Islande,
Gelée de lichen au quinquina.

ALCOOLÉS.

Les alcoolés sont des préparations obtenues par voie de dissolution et dans lesquelles le principe dissolvant est l'alcool.

L'alcool n'est jamais employé à l'état d'alcool absolu, il est toujours étendu d'une certaine quantité d'eau.

On se sert en pharmacie, comme dissolvant alcoolique, tantôt de l'alcool pur, c'est-à-dire ne contenant que de l'alcool et de l'eau, tantôt de préparations qui, outre l'eau et l'alcool, contiennent encore d'autres substances, telles que les vins, les bières.

D'où la division des alcoolés en trois sous-ordres :

Les alcoolés proprement dits, auxquels nous conserverons le nom d'alcoolés ;

Les œnolés, ayant le vin pour dissolvant ;

Et les brutolés, dans lesquels la bière est le dissolvant.

ALCOOLÉS.

Lorsque l'on emploie comme dissolvant de l'alcool pur, le Codex prescrit l'usage de trois degrés différents, qui doivent être choisis suivant la nature des matières qu'il s'agit de dissoudre. On doit donc avoir de l'alcool à trois états de concentration, de l'alcool à 60°, de l'alcool à 80° et de l'alcool à 90°.

En général, il entre dans la préparation de la plupart des teintures alcooliques cinq parties d'alcool pour une partie de la substance médicamenteuse. Cette règle souffre cependant quelques exceptions.

L'étude de la préparation des alcoolés porte sur l'appropriation des substances employées, sur le choix de l'alcool, sur la marche à suivre pour obtenir la solution, la durée de l'opération, la température à laquelle elle doit être faite.

La conservation des alcoolés exige seulement qu'ils soient renfermés dans des flacons bien bouchés.

Les alcoolés sont simples ou composés, suivant qu'une seule ou plusieurs substances médicamenteuses entrent dans leur préparation.

Outre les alcoolés ordinaires ou teintures alcooliques, on distingue les alcoolatures : ce sont des alcoolés pour la préparation desquels on emploie les plantes fraîches ou leur suc retiré par la pression.

Nous avons également un groupe d'alcoolés correspondant aux hydrolés saccharolés : ce sont les alcoolés saccharolés ou les sirops alcooliques.

Dans ces sirops, les principes médicamenteux ont pour véhicule l'alcool étendu d'eau.

Ces sirops se conservent très bien ; ils contiennent un peu moins de sucre que les sirops hydroliques.

On peut également préparer des alcoolés mellités, ou mellites alcooliques.

Les préparations pharmaceutiques désignées sous le nom d'élixirs rentrent dans le groupe des alcoolés, celles du moins qui sont obtenues par voie de dissolution.

Le sucre entre dans ces préparations, mais en proportion moins considérable que dans les sirops.

Le tableau suivant nous donne la liste des principales préparations rentrant dans le groupe des alcoolés :

Teintures.

Teintures alcooliques simples.

Teinture de gentiane,
Teinture de quinquina,
Teinture de noix vomique,
Teinture de cannelle,
Teinture d'aloès,

Teinture de semences de colchique,
Teinture de cantharides,
Teinture de castoréum,
Teinture de safran,
Teinture de benjoin,
Teinture d'iode,
Teinture de savon,
Eau-de-vie camphrée,
Alcool camphré.

Teintures alcooliques composées.

Teinture d'aloès composée,
Teinture de raifort composée,
Teinture de gentiane composée,
Teinture dite vulnéraire,
Teinture balsamique,
Teinture de jalap composée,
Teinture d'absinthe composée,
Gouttes amères de Baumé,
Teinture d'extrait d'opium,
Teinture d'opium camphrée.

Alcoolatures.

Alcoolature d'aconit,
Alcoolature d'arnica,
Alcoolature de colchique.

Alcoolés saccharolés.

Sirops.

Sirop d'aconit,
Sirop de digitale,
Sirop de belladone,
Sirop d'écorces d'orange amère,
Sirop de bourgeons de sapin.

Alcoolés mellités.

Mellites.

Mellite de gentiane.
Mellite de houblon.

ŒNOLÉS.

Les œnolés ou vins médicinaux sont des vins qui tiennent en dissolution des principes médicamenteux. On les prépare soit en faisant macérer dans les vins des matières organiques, soit en y faisant dissoudre des extraits ou des sels.

L'étude des vins médicinaux comprend, outre ce qui est relatif à leur mode de préparation, l'examen des propriétés que doit posséder le vin employé à cette préparation.

Souvent on ajoute au vin employé une certaine quantité d'alcool à 60°.

La plupart de ces produits sont assez facilement altérables, et il convient de n'en préparer qu'une petite quantité.

Les œnolés sont simples ou composés, suivant qu'il entre dans leur préparation un seul ou plusieurs principes médicamenteux.

Au groupe des œnolés se rattachent un certain nombre de sirops qui constituent les œnolés saccharolés.

La proportion de sucre qui entre dans ces sirops, appelés aussi sirops œnoliques, est la même que celle qui existe dans les sirops alcooliques.

On distingue dans cette classe de sirops des sirops simples et des sirops composés.

Nous aurons également, comme dans les groupes précédents, les œnolés mellités, ou mellites œnoliques.

Enfin, le vin peut être employé dans la préparation des gelées, ce qui nous donne des œnolés gélatineux.

Vins médicinaux.

Vin d'absinthe,
Vin de gentiane,
Vin de quinquina,
Vin scillitique,
Vin ferrugineux,
Vin émétique,
Vin aromatique,
Vin antiscorbutique,
Vin amer scillitique,
Vin de quinquina composé,
Vin de quinquina ferrugineux.

Sirops simples.

Sirop de quinquina au vin,
Sirop de quinquina ferrugineux,
Sirop de safran.

Sirops composés.

Sirop d'ipécacuanha composé,
Sirop de raifort composé.

Mellites.

Mellite d'extrait d'opium,
Mellite d'extrait de rhubarbe.

Gelée.

Gelée de mousse de Corse.

BRUTOLÉS.

Admettons que la bière remplace le vin dans la préparation de certains produits pharmaceutiques, et nous aurons les bières médicinales, auxquelles on a donné le nom de brutolés.

La préparation de ces bières ressemble complètement à celle des vins médicinaux.

Ces produits sont peu nombreux; le Codex n'en cite qu'un seul,

La bière antiscorbutique.

ÉTHÉROLÉS.

Les éthérolés ou teintures éthérées sont peu nombreux : ce sont des médicaments dont le dissolvant est un mélange d'alcool et d'éther.

Le liquide employé a une densité égale à 760, celle de l'eau étant 1000.

Ce titre s'obtient en mélangeant 712 parties d'éther pur et 288 parties d'alcool à 90°. C'est donc un mélange d'eau, d'alcool et d'éther.

La préparation des teintures éthérées se fait par voie de déplacement ou par voie de macération.

Teintures éthérées.

> Teinture éthérée de digitale,
> Teinture éthérée d'asa-fœtida,
> Teinture éthérée de baume de Tolu,
> Teinture éthérée de castoréum,
> Teinture éthérée de camphre,
> Teinture éthérée de mastic,
> Teinture éthérée de cantharides.

ACÉTOLÉS.

Nous désignons sous le nom d'acétolés toutes les préparations obtenues par la dissolution de principes médicamenteux dans des liqueurs acides.

Pour les acétolés ordinaires, le seul acide employé est l'acide acétique, et on doit toujours le prendre à l'état de vinaigre de vin. Ces produits constituent les vinaigres médicinaux.

Le vinaigre employé doit avoir une densité de 1019, et 100 gr. de ce produit doivent saturer au moins 8 gr. de carbonate de soude anhydre.

Les vinaigres médicinaux se préparent commé les vins médicinaux ; ils se conservent très facilement.

Nous avons un second groupe d'acétolés : ce sont les acétolés saccharolés, ou sirops acides.

Dans ces sirops, le principe médicamenteux est dissous dans le suc acide de certains fruits, ou dans un acide préalablement dissous lui-même dans de l'eau.

La proportion de sucre que contiennent ces sirops est intermédiaire entre celle qui se trouve dans les sirops hydroliques et celle que renferment les sirops alcooliques.

Dans ces préparations, l'acide n'est pas seulement l'acide acétique pur ou sous forme de vinaigre ; les autres acides végétaux soit isolés, soit sous forme de jus naturels, et les acides minéraux eux-mêmes entrent dans la composition de ces sirops spéciaux.

Aux acétolés saccharolés nous devons joindre les acétolés mellités ; ces produits portent le nom d'oxy-mellites.

On les obtient en unissant le miel soit au vinaigre ordinaire, soit à un vinaigre médicinal.

Vinaigres médicinaux.

Vinaigre scillitique,

Vinaigre rosat,
Vinaigre framboisé,
Vinaigre camphré,
Vinaigre anglais,
Vinaigre aromatique des hôpitaux,
Vinaigre antiseptique.

Sirops acides.

Sirop d'acide cyanhydrique,
Sirop d'acide tartrique,
Sirop d'acide citrique,
Sirop de groseilles,
Sirop de vinaigre simple,
Sirop de vinaigre framboisé.

Oxymellites.

Oxymel simple,
Oxymel scillitique,
Oxymel de bulbes de colchique.

PIMÉLOLÉS.

Les pimélolés, qui comprennent toutes les solutions de matières médicamenteuses dans les corps gras, se subdivisent en oléolés et en stéarolés, suivant que l'on emploie, comme dissolvant, des huiles ou des corps gras solides.

Les oléolés sont le résultat de la dissolution dans les

huiles, et plus particulièrement dans l'huile d'olive, de certains principes médicamenteux.

On les prépare par voie de solution, de macération ou de digestion.

Ces produits sont assez facilement altérables ; ils doivent être conservés dans un lieu frais, à l'abri de la lumière et de l'air.

Les oléolés sont ordinairement liquides ; cependant, la dissolution de certaines substances dans les huiles peut donner un produit solide ou très consistant. Tels sont les cérats, qui proviennent de la dissolution à chaud de la cire dans l'huile. Les cérats forment donc une sous-division des oléolés caractérisés par leur consistance et la présence de la cire.

Nous appellerons stéarolés les préparations obtenues par la dissolution de principes médicamenteux dans des corps gras solides. Ces médicaments portent ordinairement le nom de pommades ; elles sont préparées par dissolution à chaud, c'est-à-dire après fusion des corps gras, et par le refroidissement elles se solidifient et prennent une consistance plus ou moins grande, suivant la nature des corps gras qui servent de dissolvants et la proportion des matières dissoutes.

Toutes les pommades ne nous offrent pas cette constitution simple ; le groupe désigné sous ce nom est très hétérogène, et plusieurs de ces produits doivent prendre place dans d'autres groupes.

Les caractères communs aux pommades sont d'avoir pour excipient un ou plusieurs corps gras, de présenter une consistance molle et d'être employées à l'usage externe. On voit que dans cet énoncé ne figure pas la condition qui leur a fait donner leur nom, car, pour les anciens pharmacologistes, les pommes devaient entrer dans la composition des pommades.

L'ordre des pimélolés comprend encore un groupe important de médicaments que l'on désigne vulgairement sous le nom d'onguents. Ils sont caractérisés par la présence en proportion très forte de matières résineuses.

Les corps gras employés dans leur préparation sont tantôt des huiles, tantôt des graisses.

Suivant la consistance de ces produits, on les désigne sous le nom d'onguents ou sous celui d'emplâtres. Les emplâtres sont plus consistants que les onguents; on les distingue des emplâtres préparés avec l'oxyde de plomb, par la dénomination d'emplâtres résineux. Nous comprendrons les onguents et les emplâtres sous le nom général de pimélolés rétinolés.

Nous ne croyons pas devoir les diviser en deux groupes correspondant aux oléolés et aux stéarolés, parce que dans les oléolés l'huile employée est toujours l'huile d'amandes douces ou l'huile d'olives, tandis que dans la préparation des onguents on substitue souvent à celles-ci des huiles siccatives.

OLÉOLÉS.

Huiles médicinales.

Huile camphrée,
Huile de camomille,

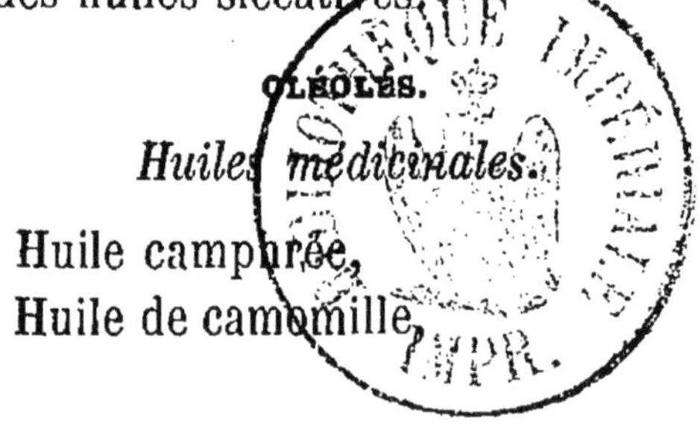

Huile de camomille camphrée,
Huile de ciguë,
Huile de cantharides,
Huile phosphorée,
Baume tranquille.

Cérats.

Cérat simple,
Cérat de Galien,
Cérat jaune,
Cérat belladoné,
Cérat opiacé,
Cérat laudanisé.

STÉAROLÉS.

Pommades.

Pommade camphrée,
Pommade au chloroforme,
Pommade de concombres,
Pommades épispastiques,
Pommade de laurier,
Pommade dite baume Nerval,
Pommade populéum,
Pommade rosat,
Pommade phosphorée.

PIMÉLOLÉS RÉTINOLÉS.

Onguents.

Onguent d'Althæa,

Onguent d'Arcæus,
Onguent brun de Larrey,
Onguent basilicum,
Onguent digestif simple,
Onguent digestif animé,
Onguent digestif mercuriel,
Onguent de styrax.

Emplâtres résineux.

Emplâtre agglutinatif,
Emplâtre ceroène,
Emplâtre de ciguë,
Emplâtre vésicatoire.

3° MÉDICAMENTS COMPOSÉS PRÉPARÉS PAR L'ACTION DE LA CHALEUR.

Nous comprenons dans cette classe les médicaments composés dont le mode de préparation ou de séparation repose uniquement sur l'action de la chaleur.

Nous y établirons plusieurs divisions fondées sur les résultats que l'on se propose d'obtenir en appliquant la chaleur à un produit donné.

L'action de la chaleur peut déterminer seulement la fusion ou la volatilisation de l'un ou de plusieurs des principes existants dans ce produit.

Les médicaments préparés par voie de fusion peuvent être réunis sous le nom de Choneutats (1); ils comprennent :

Des sels :
Le chlorure de calcium fondu,
L'azotate d'argent fondu ;

Des corps gras :
L'axonge,
Le suif,
La moëlle de bœuf.

Lorsqu'on opère par voie de volatilisation, on obtient : 1° les Extraits, si le résidu de cette volatilisation est la substance active conservée ; 2° les Distillats, si, au contraire, c'est la partie volatilisée qui est le but de la préparation.

Dans le premier cas, on opère le plus souvent par évaporation ; dans le second, on procède toujours par distillation.

L'application de la chaleur à un corps peut avoir pour but d'en provoquer la décomposition à une température plus ou moins élevée, que cette décomposition s'opère avec ou sans l'intervention de l'air.

Les médicaments obtenus dans ces conditions comprennent :

Un corps simple ,
Le charbon végétal, produit plus ou moins pur, suivant les matières employées à sa préparation ;

____

(1) Du mot grec Χωνευτός, qui veut dire *fusible*.

Des oxydes métalliques :

L'oxyde d'antimoine cristallisé,

L'oxyde rouge de fer,

L'oxyde de zinc par voie sèche,

La magnésie calcinée,

La chaux ;

Des sels :

Le pyrophosphate de soude,

L'alun calciné,

Le carbonate d'ammoniaque ;

Des produits d'origine animale :

Les éponges torréfiées,

La corne de cerf calcinée.

Comme intermédiaires entre les premiers produits et les seconds, nous placerons sous le nom de Sublimats un certain nombre de corps obtenus par voie de sublimation :

L'acide benzoïque,

L'acide succinique.

Nous avons donc comme divisions générales des médicaments de cette troisième classe :

Les Choneutats,

Les Extraits,

Les Distillats,

Les Sublimats,

et Les Produits pyrogenés, que l'on pourrait appeler les Thermolats.

Les indications précédentes désignent suffisamment quelques-uns de ces composés ; il nous reste à bien définir et à classer les extraits et les distillats.

EXTRAITS.

Les extraits sont obtenus par l'évaporation de sucs naturels ou de dissolutions aqueuses, alcooliques ou éthérées de principes médicamenteux solubles.

Nous appellerons les premiers Extraits aplogènes, et les seconds Extraits dialutés (1) ; ceux-ci se subdivisent suivant la nature du dissolvant, en extraits aqueux, extraits alcooliques et extraits éthérés.

Leur préparation est assez complexe : l'expression ou la pression et la dissolution fournissent les liquides qui servent de point de départ. La dissolution exige des précautions spéciales suivant la nature du liquide employé comme dissolvant, quand on n'agit pas sur des produits naturels. Les sucs et liqueurs sont ensuite purifiés et clarifiés ; enfin, on emploie la chaleur pour opérer la séparation des dissolvants et les amener à l'état de dessiccation convenable.

Nous joindrons aux extraits alcooliques les produits résineux qui se préparent de la même manière.

Pour chaque plante, on a déterminé la quantité moyenne d'extrait que doit fournir, toutes opérations faites, un certain poids des matières employées. Cette quantité varie de 16 grammes à 630 grammes pour un

(1) Du mot grec Διάλυτος, qui veut dire *dissous*.

kilogramme de matière première; elle est par conséquent très différente d'un produit à un autre.

-Cependant pour une même série d'organes pris à un état donné, la quantité d'extrait fournie par un un poids déterminé varie peu. Ainsi, un kilogramme de feuilles fraîches donne en moyenne 25 grammes d'extrait, tandis qu'on retire environ 200 grammes d'un kilogramme de feuilles sèches.

Extraits aplogènes.

Extrait de baies de nerprun,
Extrait de ciguë,
Extrait de belladone,
Extrait de laitue.

Extraits dialutés.

Extraits aqueux.

Extrait de gentiane,
Extrait de ratanhia,
Extrait de digitale,
Extrait de rhubarbe,
Extraits de quinquina,
Extrait de genièvre,
Extrait de casse,
Extrait de gayac,
Extrait d'opium,
Extrait de suc de réglisse,

Extraits alcooliques.

Extrait de digitale,
Extrait de valériane,

Extraits de quinquina,
Extrait de scille,
Extrait de pavot,
Extrait de noix vomique,
Résine de jalap,
Résine de scammonée,
Résine de thapsia.

Extraits éthérés.

Extrait éthéré de fougère mâle,
Extrait éthéré de garou.

DISTILLATS.

Nous distinguerons dans cette catégorie de médicaments les huiles volatiles ou essentielles, les eaux distillées et les alcoolats simples ou composés.

Les eaux distillées ou hydrolats sont des eaux chargées par la distillation des principes volatils contenus dans les végétaux.

Quand les plantes, dans cette opération, sont en proportion suffisamment grande, on sépare par la distillation l'huile essentielle elle-même, qui ne peut alors être tenue en dissolution par le liquide.

Si on distille de l'alcool dans lequel on a, pendant un certain temps, fait macérer des plantes, on obtient les alcoolats, qui peuvent être simples ou composés.

Hydrolats.

Eau distillée de laitue,
Eau distillée de fleurs d'oranger,

Eau distillée de laurier-cerise,
Eau distillée de rose,
Eau distillée de fleurs de tilleul,
Eau distillée de menthe poivrée,
Eau distillée de cannelle.

Essences.

Huile volatile de fleurs d'oranger,
Huile volatile de menthe,
Huile volatile de fleurs de lavandé,
Huile volatile de citron,
Huile volatile de cannelle,
Huile volatile de girofle,
Camphre du Japon.

Alcoolats.

Alcoolats simples.

Alcoolat d'écorces d'orange,
Alcoolat de romarin,
Alcoolat de menthe poivrée,
Alcoolat de cannelle,
Alcoolat d'anis.

Alcoolats composés.

Alcoolat vulnéraire,
Alcoolat de cochléaria,
Alcoolat de Fioravanti,
Alcoolat de mélisse,
Alcoolat de garou,
Alcoolat aromatique ammoniacal.

4° MÉDICAMENTS COMPOSÉS PRÉPARÉS AU MOYEN DE RÉACTIONS CHIMIQUES.

Nous placerons dans cette classe tous les médicaments dont la préparation repose sur une réaction chimique déterminée par l'action de plusieurs substances dont les éléments réagissent entre eux pour constituer le nouveau produit, ou pour isoler un des principes constituants des matières employées. Ainsi, deux substances au moins réagissant l'une sur l'autre sont nécessaires pour la préparation de ces médicaments.

Presque tous les produits chimiques employés comme substances médicamenteuses, qu'ils soient liquides ou solides, cristallisés ou amorphes, rentrent dans ce groupe.

L'étude de ces médicaments est très importante, car un grand nombre sont formés par des substances pures, d'une composition nettement déterminée, ce qui rend leur emploi très sûr et leur action toujours certaine. Ce sont en général des principes très actifs, présentant, sous un état donné, leur maximum d'énergie.

Cette étude doit comprendre, outre l'examen de leurs propriétés et de leur mode de préparation, celui des impuretés qu'ils pourraient contenir et qui seraient susceptibles de modifier leur action thérapeutique, et aussi l'indication des moyens à employer pour reconnaître les falsifications dont ils sont l'objet.

La division des produits pharmaceutiques appartenant à ce groupe est facile à faire; nous la baserons sur leur composition, et nous disposerons les corps en allant des plus simples aux plus complexes.

Corps simples.

Soufre précipité,
Chlore gazeux et dissous,
Fer réduit par l'hydrogène.

Oxydes.

Oxydes d'antimoine par précipitation,
Oxyde rouge de mercure,
Oxyde de fer,
Oxyde de zinc par voie humide,
Potasse,
Soude,
Ammoniaque.

Sulfures.

Sulfures d'antimoine,
Sulfure de mercure,
Persulfure d'étain,
Sulfure de fer,
Sulfure de calcium,
Sulfures de sodium,
Sulfures de potassium.

Chlorures.

Protochlorure d'antimoine,
Chlorure d'or,

Chlorure d'or et de sodium,
Calomel,
Sublimé corrosif,
Perchlorure de fer,
Chlorure de zinc,
Chlorure de magnésium,
Chlorure de calcium,
Chlorure de barium,
Chlorure de sodium,
Chlorure de potassium.

Bromures.

Bromure de potassium.

Iodures.

Iodure de potassium,
Iodure de fer,
Iodure de plomb,
Protoiodure de mercure,
Biiodure de mercure,
Iodure de soufre.

Cyanures.

Cyanure de potassium,
Cyanure ferroso-ferrique,
Cyanure de zinc,
Cyanure de mercure.

Acides minéraux.

Acide sulfurique,

Acide azotique,
Acide phosphorique,
Acide antimonique,
Acide borique,
Acide chlorhydrique,
Eau régale,
Acide sulfhydrique,
Acide cyanhydrique,
Acide chromique.

Acides végétaux.

Acide acétique,
Acide benzoïque,
Acide gallique,
Acide valérianique,
Acide lactique,
Acide tannique.

Alcalis végétaux.

Morphine,
Codéine,
Quinine,
Cinchonine,
Strychnine,
Brucine,
Atropine,
Vératrine,
Aconitine,
Cicutine.

Produits divers.

Alcool,
Ether,
Ether acétique,
Chloroforme,
Mannite,
Santonine,
Digitaline,
Cantharidine,
Pepsine.

Sels à acides minéraux.

Sulfate de bioxyde de mercure,
Sous-sulfate de bioxyde de mercure,
Sulfate de fer,
Sulfate de zinc,
Sulfate de cadmium,
Sulfate de manganèse,
Sulfate d'alumine,
Sulfate d'alumine et de potasse,
Sulfate de soude,
Sulfate de cuivre ammoniacal,
Sulfate de chaux,
Hyposulfite de soude,
Azotates de mercure,
Azotate d'argent,
Sous-azotate de bismuth,
Hypochlorite de chaux,
Hypochlorite de soude,

Phosphates de chaux,
Phosphate de fer,
Phosphate de soude,
Pyrophosphate de soude,
Pyrophosphate de fer citro-ammoniacal,
Arséniate de soude,
Arséniate de potasse,
Antimoniate de potasse,
Arsénite de potasse,
Carbonate de manganèse,
Carbonate de chaux,
Carbonate de soude,
Bi-carbonate de potasse,
Bi-carbonate de soude,
Permanganate de potasse.

Sels à acides végétaux.

Acétates de plomb,
Acétate de potasse,
Acétate de soude,
Acétate d'ammoniaque,
Acétate de zinc,
Tartrate neutre de potasse,
Tartrate de potasse et de soude,
Tartrate de potasse et d'antimoine,
Tartrate borico-potassique,
Tartrate ferrico-potassique,
Citrate de fer ammoniacal,
Benzoate de soude,

Benzoate d'ammoniaque,
Valérianate de zinc,
Valérianate d'ammoniaque,
Lactate de zinc,
Lactate de fer.

Sels à bases végétales.

Sulfate de quinine,
Sulfate de cinchonine,
Sulfate de morphine,
Chlorhydrate de morphine,
Sulfate de strychnine,
Sulfate d'atropine,
Valérianate d'atropine,
Valérianate de quinine.

Savons.

Savon amygdalin,
Savon de moëlle de bœuf.

Emplâtres.

Emplâtre simple,
Emplâtre de minium camphré,
Emplâtre diachylon gommé,
Emplâtre de Canet,
Emplâtre mercuriel,
Emplâtre diapalme,
Emplâtre de savon,
Emplâtre pour papier chimique.

5° MÉDICAMENTS COMPOSÉS DONT LA PRÉPARATION REPOSE SUR UN ACTE PHYSIOLOGIQUE.

Les médicaments dans la préparation desquels intervient une fermentation de sucs naturels ou de liqueurs mélangées artificiellement sont peu nombreux.

L'étude des fermentations rend parfaitement compte des phénomènes particuliers qui accompagnent ces préparations.

Nous aurons seulement à appliquer les données fournies par cette étude à l'explication des conditions qui déterminent la clarification des sucs acides extraits des végétaux

Parmi les sucs que l'on abandonne ainsi pendant quelque temps à la fermentation, nous citerons les suivants :

> Suc de cerises,
> Suc d'airelle,
> Suc d'épine-vinette,
> Suc de verjus,
> Suc de coings,
> Suc de pommes,
> Suc de grenades,
> Sue de groseilles,
> Suc de framboises,
> Suc de mûres,
> Suc de nerprun,
> Suc d'hièbles,
> Suc de sureau.

7.

Les fermentations sont la base de la préparation

des Vins,

des Bières,

et des Vinaigres.

Nous savons l'usage que l'on fait de ces liqueurs pour la préparation des Œnolés, des Brutolés et des Acétolés.

La fermentation alcoolique joue également un grand rôle dans la préparation du laudanum de Rousseau.

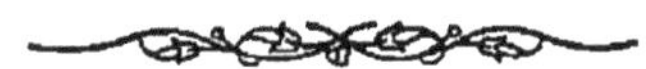

RÉSUMÉ

Les détails dans lesquels nous venons d'entrer suffisent pour permettre d'embrasser l'ensemble des matières qui forment notre programme, et pour montrer qu'elles se trouvent traitées d'une manière complète.

Le système de classification que nous avons suivi aura certainement besoin d'être étudié et remanié sur plusieurs points ; mais, tel qu'il est exposé, il peut rendre de grands services en facilitant l'étude et en régularisant l'enseignement.

Une classification doit amener dans la nomenclature des réformes importantes que nous n'avons pas voulu chercher à introduire complètement dans ce premier essai ; nous nous sommes contenté de faire les changements et les additions strictement indispensables pour permettre l'exposition du système que nous voulons adopter.

Nous croyons devoir résumer les principales divisions de ce programme, afin d'en faire mieux saisir l'esprit et les dispositions générales.

PREMIÈRE PARTIE. — LES OPÉRATIONS.

Leur division est fondée sur les trois ordres de phénomènes que nous offre l'étude des corps :

1° Opérations physiques : Action mécanique,
Action de dissolution,
Action de la chaleur, changements d'état;

2° Opérations chimiques : Action de la chaleur, décompositions,
Action chimique;

3° Opér. physiologiques : Fermentations.

DEUXIÈME PARTIE. — LES FORMES.

Leur division a pour point de départ les états différents sous lesquels se présente la matière :

1° Etat de fluide impondérable,
2° Etat gazeux,
3° Etat liquide,
4° Etat solide.

TROISIÈME PARTIE. — LES PRODUITS.

Les produits pharmaceutiques sont divisés en deux grands groupes :

Les médicaments simples,
Les médicaments composés.

Médicaments simples.

Le groupe des médicaments simples est subdivisé en trois classes, suivant leur origine :

1° Médicaments simples tirés des minéraux ;
2° Médicaments simples tirés des végétaux ;
3° Médicaments simples tirés des animaux.

Médicaments composés.

Les médicaments composés sont divisés en cinq classes; cette division repose sur leur mode de préparation.

Ces classes correspondent, pour l'opération dominante qui les caratérise, aux cinq groupes dans lesquels ont été partagées les opérations pharmaceutiques.

Le tableau suivant résume les principales subdivisions de chacune de ces classes :

1ʳᵉ Classe. — Action mécanique.		
Aplogénés,	Poudres simples,	Poudres minérales, Poudres végétales, Poudres animales.
	Pulpes.	
	Sucs ,	Sucs aqueux, Huiles.
Mélanges,	Poudres composées.	
	Espèces.	
	Masses pilulaires,	Pilules, Granulés.
	Saccharolés,	Conserves, Pâtes, Saccharures, Oléosaccharures.
	Electuaires.	
	Escharotiques.	

2ᵉ Classe. — Action de dissolution.

Hydrolés,	Hydrolés aqueux,	Solutions gazeuses, Tisanes, Emulsions, Gargarismes, Bains, Lotions, Fomentations, Collyres, Injections.
	Hydrolés saccharolés,	Sirops simples, Sirops composés.
	Hydrolés mellités,	Mellites.
	Hydrolés mucilagineux,	Mucilages.
	Hydrolés gélatineux,	Gelées.
Alcoolés,		
Alcoolés,	Teintures alcooliques,	Teintures simples, Teintures composées, Alcoolatures.
	Alcoolés saccharolés,	Sirops.
	Alcoolés mellités,	Mellites.
Œnolés,	Œnolés ordinaires,	Vins médicinaux.
	Œnolés saccharolés,	Sirops simples, Sirops composés.
	Œnolés mellités,	Mellites.
	Œnolés gélatineux,	Gelées.
Brutolés,		Bières médicinales.
Ethérolés,		Teintures éthérées.
Acétolés,	Acétolés ordinaires,	Vinaigres médicinaux.
	Acétolés saccharolés,	Sirops.
	Acétolés mellités,	Oxymellites.
Pimélolés,		
Oléolés,		Huiles médicinales, Cérats.
Stéarolés,		Pommades.
P. Rétinolés,		Onguents, Emplâtres résineux.

3e Classe. — Action de la chaleur.

Choneutats,		Sels fondus, Graisses.
Extraits,	Extraits aplogénés. Extraits dialutés,	Extraits aqueux, Extraits alcooliques, Extraits éthérés.
Distillats,	Hydrolats. Essences. Alcoolats,	Alcoolats simples, Alcoolats composés.
Sublimats,		
Thermolats.		

4e Classe. — Action chimique.

Produits chi- miques,		Corps simples, Oxydes et composés binaires, Acides, Alcaloïdes, Sels, Savons, Emplâtres.

5e Classe. — Action physiologique.

Liqueurs fermentées.

TABLE DES MATIÈRES

Introduction.   v

Considérations générales ; — Division des sciences naturelles ; —
Objet de la pharmacie.   1

Division des matières. 16

Première partie. — Les opérations pharmaceutiques. 22

Deuxième partie. — Les formes pharmaceutiques. 29

Troisième partie. — Les produits pharmaceutiques ou les médicaments. 36

Médicaments simples. 36

Médicaments composés. 58

Résumé. 115

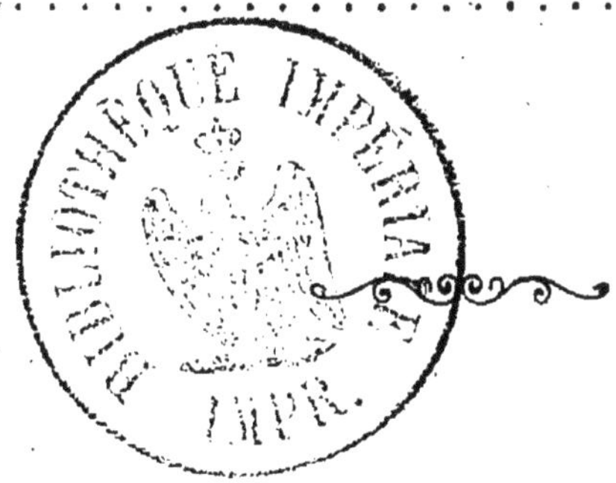